Geschichte

des

Hamburgischen Landphysicats

von 1818 bis 1871.

Nach amtlichen Quellen

von

Physicus Dr. **H. G. Gernet.**

Hamburg:

L. Friederichsen & Co.

Admiralität-Strasse 3/4.

1884.

Druck von J. F. Richter, Hamburg.

Wenn eine staatliche Einrichtung ein halbes Jahrhundert bestanden hat, um dann einer neuen, den veränderten Zeitbedürfnissen besser angepassten Organisation Platz zu machen, möchte es wohl nicht unangemessen sein, auf eine solche Periode der Medicinalverwaltung des Hamburgischen Landgebiets zurückzublicken und einen Abriss der Geschichte unseres nun zu den Todten gegangenen Landphysicats zu geben.

Wenngleich schon im Jahre 1804 der Senat den Dr. Rambach zum Landphysicus ernannt hat, so ist doch die Existenz eines eigentlichen Landphysicats erst vom Jahre 1818 an zu datiren. Das kam folgendermassen. Bis gegen den Schluss des vorigen Jahrhunderts wurden die damals nicht sehr erheblichen Physicatsgeschäfte meistentheils durch den Subphysicus besorgt. Als man sich unter der Führung des um das Hamburger Medicinalwesen so hoch verdienten Senator Günther bemühte, unsere gänzlich veralteten und unhaltbaren Medicinalzustände zu verbessern und zu dem Ende von 1793 bis 95 den Entwurf einer Medicinal-Ordnung ausgearbeitet hatte, starben im Jahre 1796 die beiden Physici Bolten und Cropp hochbetagt. Da es nun richtiger schien vor Besetzung dieser Vacanzen erst die neue Medicinal-Ordnung einzuführen, wurden die Dres. Dresky und Schultze provisorisch mit der Führung der Physicatsgeschäfte beauftragt. Dies Provisorium dauerte, weil wegen der kritischen Zeitläufte das Gesetz nicht zur Vorlage an die erbgesessene Bürgerschaft gelangte, bis zum Jahre 1804. Da Gresky bereits 1801 gestorben war, hatte Schultze allein die Physicatsgeschäfte besorgen müssen. Wegen der dadurch herbeigeführten Unzuträglichkeiten entschloss man sich, wenigstens die erledigten Physicate wieder zu besetzen und ernannte im Jahre 1804 am 1. October

Dr. Schultze zum Stadtphysicus und Dr. Rambach zum Landphysicus. Der Stadtphysicus hatte die Geschäfte innerhalb der Stadtwälle zu besorgen, dem Landphysicus war das Gebiet zugewiesen, wozu auch St. Georg und der Hamburger Berg gehörten. Rambach starb schon 1812 und Schultze folgte ihm 1813, somit war wieder eine Vacanz vorhanden. Die Belagerung brachte alles zum Stillstand. Nach der Befreiung und der Wiederherstellung des alten Stadtregiments beantragten die Oberalten am 19. Juni 1816, der Rath wolle, dem Rath- und Bürgerschluss von 1804 gemäss, die Wiederbesetzung des Physicats und die Revision unseres Sanitäts- und Medicinalwesens in weitere Erwägung nehmen. Demgemäss beschloss der Rath die nöthigen Vorarbeiten anzuordnen und bestellte Senator Bartels zum Referenten. Dieser referirte unter dem 9. August, dass, da bereits der verstorbene Physicus Dr. Rambach den Senator Günther'schen Entwurf einer Medicinal-Ordnung theilweise umgeändert habe, er diesen, mit Hinweglassung dessen, was nicht mehr zeitgemäss sei, und unter Hinzufügung dessen, was nothwendig scheine, in Vorschlag bringen wolle. Diese Medicinal-Ordnung für die freie Stadt Hamburg und deren Gebiet, unser noch heut in wesentlichen Theilen zu Recht bestehendes Medicinalgrundgesetz, ist am 19. Februar 1818 von der erbgesessenen Bürgerschaft angenommen worden. Durch ein Conclusum vom 16. Mai 1818 wurden die Herren Patronen des Klosters St. Johannis und des Hospitals St. Hiob, Magnificenzen, ersucht und wird den wohlweisen Landherren von Hamm und Horn, vom Hamburger Berge, von den Walddörfern und von Bill- und Ochsenwärder committirt, in Hinsicht der in ihren Verwaltungen angestellten Medicinalpersonen künftig der Medicinal-Ordnung gemäss zu verfahren und dieselbe somit auch in ihren Verwaltungen in Ausführung bringen zu lassen. Damit war auch die rechtliche Grundlage für die Verwaltung eines eigentlichen Landphysicats gegeben. Die erste Sitzung des nun constituirten Gesundheitsraths fand am 16. April 1818 Statt. Seine Aufgaben waren mit Rücksicht auf unser völlig zerfahrenes Medicinalwesen recht schwieriger Art. Es muss als ein besonders günstiger Umstand angesehen werden, dass Bartels, der schon als Dr. juris an dem früheren Entwurf mitgearbeitet hatte, jetzt als Senator dem neuen Collegium präsidirte, wie es denn auch seiner Klugheit und Energie bald gelang, anfängliche Schwierigkeiten mit Glück zu überwinden. Doch gehört dies nicht in den Kreis dieser Arbeit, wenden wir uns deshalb direct zum Landphysicat. Zu Physicis waren am 13. Mai 1818 gewählt worden die Dres. Steitz und Ebeling, ersterer zum Stadt-, letzterer zum Landphysicus; während diese Physicate unter Schultze und Rambach im jährlichen Wechsel verwaltet wurden, hörte dieses Alterniren jetzt auf.

Bis zum dritten Jahrzehnt unseres Jahrhunderts war der Zustand des Landgebiets, für welches das Landphysicat — das Amt Ritzebüttel mit einem eigenen Physicat ausgenommen — zu sorgen hatte, ein von dem späteren ausserordentlich verschiedener. Auf dem kleinen Raume von etwa 5 Quadratmeilen Flächeninhalt gab es nicht weniger als sieben regierende Verwaltungen, sogenannte Jurisdictionen, deren Gebiete theilweise recht durcheinander lagen.

1) Der landherrliche District Hamm und Horn, zu dem auch der grösste Theil von St. Georg, der Stadtdeich, der grüne Deich und Fuhlsbüttel gehörten.
2) Der landherrliche Bezirk vom Hamburger Berge umfasste St. Pauli und die Umgebungen der Stadt vom Millernthor und Dammthor bis an die Grenzen des Gebiets vom Kloster St. Johannis.
3) Die Walddörfer Wohldorf, Ohlstedt, Gross Hansdorf, Schmalenbeck, Farmsen und Volksdorf unter den Waldherren.
4) Der landherrliche Bezirk von Bill- und Ochsenwärder, zu dem auch Moorburg und alle Elbinseln gehörten, sowie der Kraul und der Grasbrook.
5) Das Kloster St. Johannis, welches ausser der Gegend bei dem Rothenbaum, Grindel und Harvestehude, die Dörfer Eppendorf, Eimsbüttel, Alsterdorf, Ohlsdorf, Winterhude und Gross Borstel in sich begriff und von der Klosterbehörde regiert wurde.
6) Das Hospitalgebiet St. Georg: der westliche Theil von St. Georg, zu dem auch die Dörfer Langenhorn, Klein-Borstel und Struckholt, sowie das Pachtgut Berne gehörten.
7) Das Gebiet des Hospitals zum Heil. Geist unter den Oberalten; es umfasste das Dorf Barmbeck mit der jetzigen

Vogtei Eilbeck, das Hohenfeld und die Gegend am Lübschenbaum.

Jedes dieser sieben Gebiete hatte seine eigene, beziehungsweise unabhängige Regierung, somit konnte in ihnen von einer einheitlichen Medicinalverwaltung nicht wohl die Rede sein. Nach den schweren Drangsalen der Fremdherrschaft, die fast ein Jahrzehnt gedauert und uns nahezu vernichtet hatten, war es sehr begreiflich, dass man nach der endlichen Befreiung nichts lieber wünschte, als in die alten Verhältnisse, welche im Nebel der Vergangenheit als die gute alte Zeit so verlockend winkten, zurückzukehren. Die Medicinal-Ordnung war nun freilich da, aber der Zeitpunkt für grössere Reformen war damit noch nicht gekommen. Ihrer weiteren Entwickelung, selbst ihrer Anwendung auf die gegebenen und bestehenden bunten Verhältnisse stand noch mancherlei im Wege; Behörden sowohl wie Bevölkerung waren zur Zeit für Veränderungen nicht so überaus günstig gestimmt, im Gegentheil mehr geneigt, das liebgewordene Alte beizubehalten und dazu gesellten sich mancherlei andere Hemmnisse. Einmal die schon angedeutete vielköpfige Regierung im Landgebiet, die jedem einheitlichen Wirken im Wege stand, dann die damals bedrängte Finanzlage, welche äusserste Sparsamkeit auferlegte und nicht minder der trostlose Zustand, in welchem Occupation und Belagerung die Umgebung der Stadt und theilweise auch das ganze Gebiet zurückgelassen hatten. Endlich auch die Trennung von Stadt und Land durch die Thorsperre. Allabendlich nach Sonnenuntergang, mit nach der Jahreszeit wechselnder Stunde wurden bis 1798 sämmtliche Thore geschlossen und Niemand konnte weder ein noch aus, mit Ausnahme von Militairs, Polizei, Posten u. s. w. Dies dauerte für das Steinthor bis 1798, für die übrigen Hauptthore bis 1808; das Weitere wird später zu besprechen sein. Erst 1860 wurde durch gänzliche Aufhebung der Thorsperre ein Tag und Nacht ungehinderter freier Verkehr zwischen Stadt und Land hergestellt. — Ihre Beziehungen zu der Wirksamkeit des Landphysicats sind bedeutender gewesen, als auf den ersten Blick erscheinen möchte, und sie hat wenigstens erheblich dazu mitgewirkt, das Gebiet (mit Ausnahme der Vorstadt St. Georg seit 1798) in ärztlicher Beziehung fast völlig von der Stadt zu isoliren. Dessen Bewohner waren, da kaum ein Arzt in einem der Gebietstheile lebte, dadurch genöthigt, sich in Krankheitsfällen während des Abends oder der Nacht an die Aerzte in Altona, Wandsbeck oder Bergedorf zu wenden. Damit fiel dann die ganze Landpraxis den dortigen Aerzten zu und die hiesigen waren ihr nahezu völlig entfremdet. Sie hatten somit auch kein oder nur ein geringes Interesse für die ländlichen Medicinalzustände und das um so weniger, als der Verkehr dorthin durch den abscheulichen Zustand der Landstrassen und sonstigen Wege sowie durch den Mangel an jeder Strassenbeleuchtung, selbst unmittelbar vor den Thoren, sehr erschwert war. Die Landstrassen waren von einer so ursprünglichen Beschaffenheit, wie es sich die jetzt lebende Generation kaum vorstellen kann. Ausser elenden schmalen Steindämmen in Hamm und Horn, einem gleichen vom Thor No. 1 bis zum Lübschen Baum, einem Steindamm bis zur Kuhmühle und schliesslich einem ähnlichen vom Dammthor bis zum Ende des Rothenbaums, gab es gepflasterte Strassen nirgends, mit Ausnahme von St. Georg, wo die meisten Strassen, und St. Pauli, wo doch auch mehrere gepflastert waren. Im Sommer musste man durch tiefen Sand, und in der kalten, nassen Jahreszeit selbst in den Gegenden dicht vor der Stadt, auf fast grundlosen Wegen fahren. Unter solchen Umständen ist es kaum zu verwundern, dass, St. Georg ausgenommen, die Bevölkerung des ganzen Gebiets, in dem nur ein paar Landchirurgen wohnten, auf die zweifelhafte Hülfe von Barbieren und Hebammen angewiesen war und zuverlässigen ärztlichen Beistand nur aus weiter Entfernung und mit grossen Kosten sich verschaffen konnte.

Bis 1818 wurden die Medicinalpersonen der verschiedenen Jurisdictionen von den respectiven Patronen und Landherren concessionirt, ohne dass sie ihre Qualification in einer gesetzlich vorgeschriebenen Weise nachzuweisen hatten. Für Aerzte war es genügend, wenn sie den regierenden Herren und dem Physicus ein Doctordiplom vorwiesen, für Wundärzte und Hebammen, wenn sie die Bescheinigung eines Physicus, gelegentlich irgend eines Arztes, dass er sie für fähig halte, beibrachten. Unter der vielköpfigen Verwaltung, deren Chefs oft wechselten, war der Einfluss der lebenslänglichen Beamten, die fast ohne Ausnahme der Classe der Schreiber und Diener entstammten, ungebührlich gross und sie blieben unlauteren Mitteln nicht immer unzugänglich, so dass bei Concessionsertheilungen die Begünstigten nicht immer die

Befähigsten waren. Die Mehrzahl des Personals war untauglich. Allerdings sind die damaligen Bevölkerungsziffern nicht im Entferntesten mit den späteren, am wenigsten mit den heutigen zu vergleichen. Im Jahre 1817 bestand die Gesammtbevölkerung von St. Georg, St. Pauli und dem Landgebiet aus 27,261 und 1872 aus 165,103 Seelen und nicht nur ist die Bevölkerungsziffer eine ganz andere geworden, im Laufe der Jahre hat sich auch in der Verwaltung, den Wohnungen, Lebensgewohnheiten, den Wegen und Stegen ein völliger Umschwung vollzogen. Die sieben Jurisdictionen wurden 1830 beseitigt und statt ihrer blieben nur zwei Patrone für die Vorstädte und zwei Landherren für das Gebiet. Erst hiermit ist es auch möglich geworden, nach und nach eine mehr centralisirte geordnete Verwaltung des Medicinalwesens zu erlangen und schliesslich dann bis zur jetzigen Abrundung durchzuführen.

Sehr bald nach Hamburgs Befreiung fanden neue Besiedelungen in der Umgegend statt, die Ruinen der Brandstätten, welche Hamburg in der Breite einer halben Stunde umgaben, von der Elbe bis zur Alster und von der Alster bis zum Hammerbrook, wurden hinweggeräumt, die Alleen neu bepflanzt, überall Häuser gebaut, Gärten und Culturen angelegt; doch war die Bevölkerung eine mehr flottirende und nach den Jahreszeiten wechselnde, insofern eine Menge Städter wohl im Sommer auf's Land vor die Thore zogen, für den Winter aber wieder ihre Wohnungen in der Stadt aufsuchten. Das was jetzt die Ausnahme ist, das Umziehen zum Sommer, war damals die Regel. Es dauerte noch Jahre lang ehe man eine durchgreifende Verbesserung der öffentlichen Wege in Angriff nahm; weil der Patron des Klosters St. Johannis es nicht für nöthig hielt und das Alter sich Zeit lässt, blieb bis zu seinem Tode eine Sandwüste zwischen der Stadt und Eppendorf. Und ähnlicher Dinge gab es manche. Allerdings wurde eine Anzahl gepflasterter Strassen schon bald nach der Befreiung von der Fremdherrschaft angelegt, ordentliche Kunststrassen liessen aber noch lange auf sich warten. Mit der Anlage besserer Fahrstrassen und der steigenden Bevölkerung entwickelte sich ein ganz neues Element, das öffentliche Fuhrwerk; damit war auch den Stadtärzten das Landgebiet, wenigstens für eine gewisse Entfernung, aufgeschlossen. Auch für die nächtliche Beleuchtung der Gegenden in der Nähe der Stadt hat man

Ende der zwanziger Jahre angefangen Sorge zu tragen. Wasserleitung, Siele und Gaslicht sind erst die Errungenschaften der neuesten Zeit. Mit so rasch zunehmender Bebauung rings um die Stadt änderte sich die dortige Bodenbeschaffenheit in nicht geringem Masse. Wiesen, Aecker und grosse Gärten verschwanden nach und nach, damit versiegten Quellen und kleine Bäche; Flüsschen wie der Eilbeck und der Isebeck verschlammten immer mehr, weil die in steigenden Proportionen zunehmenden unreinen Zuflüsse von der geringen Menge reinen Wassers nicht mehr absorbirt werden konnten und die nun entstehende faule Gährung sie endlich Kloaken ähnlich machte. Dagegen aber minderten sich überall durch Aufhöhung die Veranlassungen, welche vordem, selbst in nächster Nähe der Stadt, jahraus jahrein regelmässig vielfach Wechselfieber erzeugten. In dieser Weise ist im Verlauf von 50 Jahren in den nahen Umgebungen Hamburgs, bis auf etwa eine Stunde Entfernung der ganze Character des vormaligen Landgebiets umgewandelt und nur die entfernteren Gebietstheile haben sich, was in ärztlicher Beziehung nicht unwichtig ist, den ländlichen Character noch einigermassen bewahrt.

Der Gesundheitsrath, welcher wie bereits angegeben nun am 16. April 1818 seine erste Sitzung hielt, war zusammengesetzt aus zwei Mitgliedern des Raths, einem Oberalten, den beiden Physicis, einem Arzt für die Chirurgie, einem für die Geburtshülfe, einem Apotheker und ausser diesen, welche das kleine Collegium bildeten, noch aus 6 Bürgern (einem Provisor des Waisenhauses und einem des allgemeinen Krankenhaues, einem des Werk- und Armenhauses, zwei Vorstehern der Armenanstalt und einem Vorsteher der Gefängnisse). Aus diesen 14 Mitgliedern setzte sich das grosse Collegium des Gesundheitsraths zusammen. Die einander völlig gleichgestellten Physici standen nach dem Wortlaut ihrer Instruction an der Spitze der Doctoren, welche das ärztliche Collegium der Medicinal-Deputation bilden. Alles, so heisst es, was sich diesseits der Thore und des Ober- und Niederbaums ereignet und zur Competenz des Gesundheitsraths und der Physicorum gehört, geht an den Herrn Stadtphysicum, was sich jenseits ereignet an den Herrn Landphysicum. Jener erhält die Aufträge des Senats und der Stadtbehörde durch den Polizeiherrn, dieser durch die Herren Patrone und Landherren, insofern für einen oder den anderen nicht ein directes Commissorum des Senats vorliegt. In der Sitzung des Gesundheitsraths präsidirt, wenn kein Senatsmitglied gegenwärtig ist, der Physicus und zwar, je nachdem die Deliberation auf Stadt oder Land Bezug hat, der Stadt- oder der Landphysicus, während in gemeinschaftlichen Sachen der ältere den Vorsitz führt. Abgesehen von den abwechselnd von je einem der Physici besorgten Amtsgeschäften, als gerichtlichen Sectionen, Untersuchung von Geisteskranken, Gutachten wegen Curatelen, Abhaltung der Examina u. s. w. competirte dem Landphysicus, ausser der gesammten öffentlichen Sanitätspflege und der gerichtsärztlichen Thätigkeit im Landgebiet, die Prüfung der Thierärzte und die Aufsicht über das gesammte Veterinairwesen, sowie die Quarantaine in Bezug auf den Hamburger Hafen. Bei der unter die beiden Physici vertheilten Visitation der Apotheken fielen die Landapotheken speciell dem Landphysicus zu. War der Stadtphysicus für alle Fragen der öffentlichen Gesundheitspflege und der Medicinalpolizei dem Polizeiherrn als technischer Rathgeber an die Seite gestellt, so sollte im Landgebiet bei den Patronen und Landherren der Landphysicus diese Stellen einnehmen und hatte der Stadtphysicus in der Stadt die specielle Controle und Aufsicht über Alles zu führen, was das Staatsinteresse vom Medicinaldienst verlangte, so sollte dies der Landphysicus im ganzen Umfang der Vorstädte, des Landgebiets und der Häfen besorgen. Günstiger war die Stellung des ersteren dadurch, dass das Gebiet seiner Thätigkeit ein einheitliches fest abgeschlossenes Ganzes bildete, dass er mit einer neuorganisirten, centralisirten Polizeibehörde in steter Fühlung stand und in dem ihm subordinirten Rathschirurgus eine sachverständige Stütze zur Hand hatte; Erleichterungen, welche dem Landphysicus nicht zu Gute kamen, der nicht mit einer Behörde, sondern mit sieben zu thun hatte und dem, anfangs wenigstens, ein brauchbares ärztliches Personal gänzlich mangelte. Sein Thätigkeitsfeld war räumlich viel ausgedehnter als das des Stadtphysicus, dafür aber die Bevölkerung allerdings geringer, einfacher, bedürfnissloser und zu Vergehen gegen die Medicinalgesetze weniger geneigt als die der Stadt.

Die ersten Aufgaben des Gesundheitsraths waren zum Theil recht schwieriger Art und betrafen sie auch wesentlich nur die Stadt, so waren ihrer doch auch in Vorstädten und Landgebiet nicht wenige zu erledigen. Die jahrelange Fremdherrschaft, die

Belagerung und die Auflösung so vieler älteren gesetzlichen Einrichtungen hatte auf dem Gebiet des Medicinalwesens einen grossen Wirrwarr zurückgelassen, den zu beseitigen und auf geordnete Zustände zurückzuführen, eine dornenvolle Arbeit war, welcher sich indess, das wird man jetzt noch lobend anerkennen müssen, die Mitglieder des Gesundheitsraths von 1818, vor allem aber ihr Präses, Senator Bartels, mit grosser Energie und Aufopferung unterzogen haben.

Die Drangsale, mit welchen Krieg und Belagerung Hamburg heimgesucht hatten, sind bekannt genug und ihre Aufzählung gehört nicht hierher, doch wäre eines wenigstens zu erwähnen. Die sanitarischen Zustände der Stadt und ihrer Umgebung unmittelbar nach dem Abzug der Franzosen waren sehr schlimm und bedenklich. Die erheblich reducirte Bevölkerung war verarmt, theilweise ausgehungert, die Sterblichkeit bedeutend. In den Häusern, deren eine grosse Zahl zu Lazarethen gedient und somit inficirt waren, sowie in den Strassen und Kanälen war eine kaum glaubliche Masse von Schmutz, Dünger und Unrath aller Art angehäuft; der Menschenverlust war so bedeutend gewesen, dass allein elftausend Soldaten, deren Mehrzahl dem Lazarethtyphus und ruhrartigen Krankheiten erlegen waren, auf dem Armenkirchhof in St. Georg (dem jetzigen oberen Theil des Holzdammes) begraben wurden. Durch die Austreibung der Armen und Stiftler, sowie durch die Anhäufung der Truppen, sowohl innerhalb als ausserhalb der Wälle, war das contagiöse Nervenfieber über die nächsten Umgebungen und Dörfer verbreitet und hatte dort reichliche Opfer gefordert. Im Laufe der Jahre 1816 und 1817, als sich geordnete Zustände wieder herstellten, Handel und Verkehr von Neuem kräftig aufblühten und frischer Lebensmuth wieder die Menschen beseelte, war mit den Schäden und Uebelständen aus der Zeit des Krieges und der Belagerung schon so ziemlich aufgeräumt und, wenn auch nur allmählich, ein besserer Stand der Morbidität und Mortalität erkennbar geworden. Der Gesundheitsrath hatte gleich anfangs zwei harte Kämpfe zu bestehen, einmal die übergrosse Zahl von Kurpfuschern und Charlatanen, die sich als Aerzte gerirten, unschädlich zu machen, dann die dringende Reform der Apotheken durchzuführen, eine um so schwierigere Aufgabe als während der Franzosenzeit eine grössere Anzahl von Winkelapotheken auf Patente entstanden waren und das ganze Apothekenwesen schon vordem sehr im Argen gelegen hatte. Es ist ihm in der That binnen wenigen Jahren gelungen, ziemlich reine Bahn zu machen und geordnete Zustände herbeizuführen. Schon im Jahre 1818 wurde eine Liste aller zur Praxis durch ein regelrechtes Doctordiplom berechtigter Aerzte der Stadt angefertigt und diejenigen, welche sich als solche nicht ausweisen konnten, wurden nur als medicinae practici zugelassen, vorausgesetzt, dass sie in einem mit ihnen angestellten Examen bestanden hatten. War dies nicht der Fall, so wurde ihnen jedes Practiciren untersagt. Aehnlich wurde mit den Apothekern, unter denen es eine grössere Zahl von ganz unwissenden Individuen gab, verfahren; ihre Apotheken wurden geschlossen und für das Geschäft ihnen ein mässiger Kaufpreis gezahlt. Die von der Medicinal-Ordnung geforderte Leichenschau wurde, in der Stadt wenigstens, so durchgeführt, dass der Erdzettel, also die Erlaubniss eine Leiche auf dem Friedhof beizusetzen, nur gegen Deponirung des in gesetzlicher Form ausgestellten ärztlichen Todtenscheins, eingehändigt wurde, was auf dem Landgebiet damals noch grossen Schwierigkeiten begegnete, weil es dort keine promovirten Aerzte gab, sondern nur ein paar Practicanten. Mit dem Landgebiet specieller sich zu beschäftigen, fehlte es anfangs wohl dem Gesundheitsrath an Zeit, doch liess er es keineswegs ausser Acht, wofür genug Belege vorhanden sind. Einige Wochen nach der Publikation der Medicinal-Ordnung waren der Stadt- und der Landphysicus gewählt worden und alsbald in Funktion getreten.

Das Landphysicat von 1818 bis 1833.

Landphysicus Dr. Ebeling.

Christ. Daniel Ludwig Friedrich Ebeling, Dr. med. et chirurg., 1785 am 13. Februar zu Parchim geboren, besuchte das hiesige Gymnasium, an dem sein Onkel Ebeling Professor war, studirte von 1803 bis 1806 in Göttingen und widmete dem Studium der Augenheilkunde unter Himly's Anleitung seine besondere Aufmerksamkeit. Nach seiner Promotion besuchte er für seine weitere Ausbildung Wien und Berlin und liess sich dann in Hamburg nieder. Von 1808 bis 1810 war er Armenarzt, bekam bald eine grosse Praxis, als Augenarzt und glücklicher Operateur einen ausgebreiteten Ruf und wurde am 13. März 1818 zum Landphysicus erwählt. Ausser seiner Dissertation hat er nichts Literarisches veröffentlicht. Er starb, erst 48 Jahre alt, an einer Lungenentzündung, nachdem er das Landphysicat 15 Jahre lang verwaltet hatte.

Ebeling, der sein Amt in voller Manneskraft antrat, würde wohl mit dem neuen Medicinalgesetz und einem energisch vorgehenden Gesundheitsrath bedeutendere Resultate erreicht haben, hätte er nicht mit so mannigfachen Schwierigkeiten, deren er nicht immer Herr zu werden wusste, kämpfen müssen. Allerdings mochte sich die Bevölkerung seines Amtsbezirks im Jahre 1818 auf höchstens 32,000 belaufen, aber die Gebietstheile waren sehr zerstreut, die Strassen und Verbindungswege befanden sich in einem trostlosen Zustande, die nächsten Umgebungen der Stadt lagen weithinaus in Ruinen und die durch die langen Kriegsjahre verarmten und zurückgekommenen Bewohner ermangelten jedes Verständnisses für die neue Medicinal-Ordnung. Anstatt ihr entgegenzukommen, war man eher geneigt, sie zu umgehen und überall stiess das Physicat, selbst da wo man es nicht hätte erwarten sollen, auf Widerstreben oder auf bornirte Indifferenz. Die sieben Jurisdictionen waren keineswegs immer geneigt, sich ohne Weiteres der Medicinal-Ordnung zu fügen. Zeigten die Bewohner der Marschlande allerdings gelegentlich ein wenig Verständniss für sanitarische Verbesserungen, so überwog dafür in den Geestlanden desto mehr die bäuerische Stumpfheit und Gleichgültigkeit. Das Medicinalpersonal, welches Ebeling vorfand, war an Zahl gering, schlecht vertheilt und meist unbrauchbar.

Medicinal-Verwaltung. Von einer einheitlichen Medicinal-Verwaltung konnte, wie schon bereits bemerkt, in dieser Zeit nur insofern die Rede sein, als man in dem Gesundheitsrath allerdings eine Centralbehörde, aber nur eine rathgebende geschaffen hatte, die siebenköpfigen Jurisdictionen des Gebiets die Medicinal-Ordnung als für sie verbindlich zwar anzuerkennen hatten, aber zur Ausführung ihrer Bestimmungen nicht immer geneigt waren, es auch unter den damaligen Verhältnissen in der That nicht immer sein konnten. So ging es denn derzeit in Bezug auf die Medicinal-Verwaltung oft recht bunt durcheinander und insbesondere dem Landphysicat fehlte es selbst zur oberflächlichsten Controle an der nöthigen Handhabe. Sehr viel Sorge und Qual machte dem Landphysicus die zum Theil höchst unverschämt auftretende Kurpfuscherei, hauptsächlich einer Anzahl sogenannter Practicanten. Zum Examen aufgefordert, hatten sie sich nicht gestellt, worauf ihnen freilich alles Practisiren untersagt und ihnen im Betretungsfalle mit Ausweisung gedroht wurde. Da das leichter gesagt als gethan war und die Leute ihr Treiben fortsetzten, gab es viel Lärm und Verdruss und erst gegen Ende des dritten Jahrzehnts war diese bedenkliche Classe von Leuten ziemlich verschwunden. Eine Episode mehr heiterer Art war der Kampf des Gesundheitsraths mit der Hellseherin Stutterheim, die eine grosse Menge von Gläubigen um sich gesammelt und trotz des § 18 der Medicinal-Ordnung von Ehrbaren Oberalten die Erlaubniss zu sympathetischen Kuren innerhalb ihrer Jurisdiction erhalten hatte. Der Zulauf zu ihr nach Barmbeck war so gross, dass der Gesundheitsrath sich für verpflichtet hielt, dagegen einzuschreiten. Die Oberalten opponirten lebhaft und wollten die Hellseherin, die so viele glückliche Kuren schon gemacht habe, beschützen. Mehrere Jahre lang zog sich die Sache hin, kam endlich an den Senat, worauf dann die Stutterheim aus Barmbeck vertrieben und als sie sich in andere Jurisdictionen retten wollte, auch dort vom Gesundheitsrath unerbittlich verfolgt wurde. Dieser hatte erst Ruhe vor ihr als sie nach etwa drei Jahren, des Kampfes müde, vom Schauplatz gänzlich abgetreten war. Ausser ihr gab es aber bald hier bald dort verdorbene sogenannte Doctoren, neben Wurmdoctoren und anderen Wundermännern, deren Namen der Vergessenheit überlassen bleiben mögen. Bedenklicher waren die Versuche einiger verkommener Apotheker und Chemiker hier und da, wie in St. Pauli, St. Georg und Eppendorf, Winkelapotheken anzulegen, ein Treiben dem mit Recht alsbald ein Ende gemacht wurde. Das bei weitem wichtigste Ereigniss für die Medicinal-Verwaltung im Landgebiet trat ein, als 1828 durch Rath und Bürgerschaft beschlossen wurde, den Verwaltungen der drei geistlichen Stifte, dem Kloster St. Johannis, dem Hospital St. Georg und dem Heiligen Geist, die bis dahin von ihnen geübten landobrigkeitlichen Rechte zu entziehen. Allerdings erforderte die Ausführung dieses Beschlusses verwickelte und zeitraubende Auseinandersetzungen, deren Plan zwar auch 1829 von der Bürgerschaft genehmigt wurde, während die schliessliche Abwickelung sich bis 1835 noch hinzog. Im Wesentlichen war aber schon 1830 die neue Einrichtung vollendet, insofern damals das gesammte Landgebiet eingetheilt wurde in die beiden Landherrenschaften der Marsch- und Geestlande, während in den Vorstädten St. Georg und St. Pauli Patronate eingesetzt und auch deren Verhältnisse 1833 definitiv geregelt wurden. Alle Marschgemeinden und der Grasbrook gehörten von nun an zur Landherrenschaft der Marschlande, alle Geestgemeinden und der äussere Hammerbrook zur Landherrenschaft der Geestlande; die Grenzen derselben wurden neu bestimmt, ebenso die Grenzen der vorstädtischen Patronate. Im Staatskalender von 1831 finden sich zuerst Patrone der Vorstädte und Landherren für die Marsch- und Geestlande aufgeführt. Für das Landphysicat war die neue Einrichtung sehr folgenreich und wichtig; von ihr datirt sich auch die Eintheilung in ärztliche

Districte und staatlich besoldeter Districtsärzte mit fester Anstellung und bestimmten Instructionen. Doch fällt die definitive Organisation dafür nicht mehr unter das Physicat von Ebeling, sondern in das seines Nachfolgers im Amt.

Aerzte. Im Hinweis auf das früher Gesagte ist es begreiflich genug, dass die Aerzte der damaligen Zeit keine Neigung zeigten, sich im Landgebiet, selbst nicht in nächster Nähe der Stadt, der Praxis wegen niederzulassen, um sich dort ohne jede Aussicht auf lohnenden Erwerb schweren Anstrengungen und Entbehrungen auszusetzen. Zu der Einsicht, dass im Interesse der Sanitätspflege, somit im eigenen Interesse, der Staat die Sache in die Hand nehmen und durch feste Gehalte zuverlässige Aerzte heranziehen müsse, war man damals noch nicht gelangt und es vergingen nahezu zehn Jahre, ehe man damit den ersten bescheidenen Anfang machte; doch hat schon 1822 der Gesundheitsrath den Antrag gestellt, für das Klostergebiet, in dem es an ärztlicher Hülfe gänzlich fehlte, einen Arzt mit Gehalt vom Staat anzustellen, ohne aber damit durchzudringen. Obschon in der Stadt schon bald nach Einführung der Medicinal-Ordnung eine Liste aller Medicinalpersonen aufgenommen war, kam man damit im Landgebiet nicht vorwärts und es bedurfte einer dringenden Mahnung des Senats im Jahre 1820, endlich eine solche festzustellen, mit dem Hinweis darauf, dass man wissen müsse, ob auch aller Orten die nöthige Hülfe vorhanden sei, oder ob es daran mangele und wie einem etwaigen Mangel abzuhelfen sei. Aus dieser Liste ergiebt sich, dass im ganzen Gebiet, mit Ausnahme von St. Georg, wo drei Aerzte wohnten (Dres. Caspar, Grahl und Westphal), des Stadtdeiches, wo sich der völlig invalide Dr. Büttner befand, kein einziger promovirter Arzt lebte, selbst nicht in St. Pauli, woselbst freilich seit langer Zeit die Praxis in den Händen Altonaer Aerzte war. Als schon einige Jahre nach der Belagerung eine grössere Anzahl auswärtiger Aerzte sich nach Hamburg drängte, nahm allmählich daran auch das Landgebiet Theil. Ein früherer Militärarzt Dr. van Zweel aus Holland bekam, nachdem er 1819 unser Examen gut bestanden hatte, eine Concession für Ochsenwärder und practisirte dort mit Erfolg, verliess aber die Stelle schon nach einigen Jahren. Zwei andere auswärtige Aerzte, welche sich um diese Concession dann bewarben, erreichten ihr Ziel nicht, der eine weil er im Examen durchfiel, der andere, der zwar das Examen mit Mühe und Noth bestand, nun auch die Concession erhielt, schliesslich aber sie doch wohl nicht anzutreten geneigt war, weil der Gesundheitsrath die Bemerkung gemacht hatte, er könne allenfalls auf dem Lande in Ermangelung besserer Hülfe und unter Aufsicht benachbarter Aerzte von einigem Nutzen sein. Es war unter solchen Umständen sehr willkommen, dass Dr. Riechelmann, ein Hannoveraner, von seiner Regierung eine Concession für die Hannöversche Enclave in Kirchwärder erhalten hatte und unser Landherr ihm, einem sehr tüchtigen Arzt, auf eingeholtes Gutachten des Gesundheitsraths, 1821 die Erlaubniss ertheilte auch auf unserem Gebiet Praxis zu betreiben. Als im Jahre 1824 die Hamburger Aerzte, wegen des Zudranges so vieler fremder Aerzte besorgt, den Gesundheitsrath veranlassen wollten, es beim Senat zu vermitteln, dass nur hier Geborene zum Examen zugelassen würden, ersterer aber erklärt hatte, seinerseits diesen Antrag nicht befürworten zu können, wurde aus ähnlichen Gründen zwei Jahre später die Frage angeregt, ob man nicht den umwohnenden fremden Aerzten die Praxis auf unserem Gebiet untersagen solle, was wahrscheinlich hauptsächlich gegen die Altonaer Aerzte wegen ihrer grossen Praxis in St. Pauli gemünzt war. Der Gesundheitsrath erklärte, auch diese Ansicht nicht vertreten zu können und warnte vor den bedenklichen Consequenzen eines solchen Verfahrens. Der Patronus des Klosters St. Johannis, der überhaupt der Verbesserung des Medicinalwesens innerhalb seiner Jurisdiction ein nicht geringes Interesse zuwendete, war der Erste, welcher 1825 den Versuch machte, einen promovirten, staatsseitig zugelassenen Arzt für sein Gebiet zu gewinnen. Der Gesundheitsrath unterstützte darin die Klosterbehörde und so wurde Dr. Eggers als Klosterarzt concessionirt, mit der Erlaubniss und Verpflichtung eine Handapotheke, die unter Aufsicht der Medicinalbehörde stehen sollte, zu halten. Für die Behandlung der ihm zugewiesenen Armenkranken war ihm ein festes Gehalt ausgesetzt.

Practicanten. Anstatt zuverlässiger Aerzte fanden sich im Landgebiet eine Anzahl sogenannter Practicanten, meistentheils nicht fertiggewordene oder verdorbene Studiosen der Medicin, deren es auch in der Stadt eine Anzahl gab. Im Jahre 1818 hatte ihnen der Gesundheitsrath die fernere Praxis gestattet, falls sie sich zum Examen stellten und es zur Zufriedenheit beständen, wobei die Ansprüche der Behörde sehr bescheiden waren; denjenigen, welche auch dies nicht leisten konnten, wurde die fernere Praxis, sei es in der Stadt, sei es im Gebiet, untersagt, ohne dass sie freilich immer diesem Verbot nachgekommen wären, insbesondere nicht im Gebiet. Die Mehrzahl von ihnen waren Leute von sehr zweifelhaftem Werth. In Billwärder trieb ein Dr. Möller sein Wesen, dessen Promotion wahrscheinlich erschlichen war und dem, weil er sich nicht zum Examen gestellt hatte, die Praxis untersagt wurde. Zu öfteren Malen wegen Pfuscherei in Untersuchung gezogen und bestraft, trieb er doch sein Unwesen jahrelang fort. — In Eppendorf hatte ein Practicant Ahrens, stud. med. et chir., eine Concession erhalten, zugleich mit der Erlaubniss für eine Handapotheke; er war nicht ohne Talent und Geschick, ergab sich aber dem Trunk und verkam nach einigen Jahren vollständig. — Zu Ochsenwärder trieb ein gewisser Boppo sein Wesen, der früher in Moorburg gewesen war und keinen guten Ruf besass, auch nach einigen Jahren verschollen ist, worauf vom Gesundheitsrath dorthin ein früherer Militairchirurg als Practicant empfohlen wurde und sich als sehr brauchbar erwies, indess schon 1824 die Stelle wieder verliess. Gegen die Mitte des Jahrzehnts hatten die meisten dieser Practicanten abgewirthschaftet, in der Stadt hat sich das Institut länger erhalten. Der letzte im Landgebiet war der candid. med. Schreier, welchen die Landschaft Moorburg der Cholera wegen im Jahre 1831 gegen ein festes Gehalt zum Arzt annahm, was auf Gutachten des Gesundheitsraths vom Landherrn anerkannt wurde. Später wurde er, obschon in absentia promovirt, im Staatskalender doch immer nur als med. practicus aufgeführt. Er war aber ein sehr fähiger Mann und genoss einen bedeutenden Ruf, besonders als Chirurg.

Landchirurgen. — Waren nun 1818 und in den folgenden Jahren im eigentlichen Landgebiet promovirte Aerzte nicht vorhanden und der Practicanten, abgesehen von ihrer sehr zweifelhaften Qualität, nur wenige, so ergab es sich von selbst, dass man, um doch einigermassen für die nöthige ärztliche Hülfe zu sorgen, ein anderes Auskunftsmittel ergreifen musste. Man suchte sich, da von Staatswegen zunächst keine Geldhülfe zu erwarten stand, mit solchen Medicinalpersonen zu helfen, denen man trotz mangelhafter wissenschaftlicher Ausbildung doch technische Geschicklichkeit, eine gewisse Erfahrung und Pflichttreue wohl zutrauen konnte und die zugleich hinsichtlich des Honorars an das Publikum keine allzuhohen Ansprüche stellen würden. Man fand solche Männer in der Classe der Wundärzte und gab ihnen den Charakter von Landchirurgen, mit der Erlaubniss, dort wo kein Arzt war, auch innerlich Kranke behandeln, eine Handapotheke halten und Arzneien ausgeben zu dürfen, auch in ihrem Concessionsgebiet die Todesscheine und Impfatteste auszustellen. Eine genauere Instruction blieb zunächst noch vorbehalten. In der Absicht, sie recht tüchtig und zuverlässig zu machen, beantragte Physicus Ebeling, sie sollten alle vor der Anstellung einen klinischen Cursus in einem Krankenhause durchmachen, was aber nicht angenommen wurde. — Im November 1821 wurde die „Instruction für die Landchirurgen" publicirt. Die ärztliche Praxis ist ihnen nur im Nothfalle erlaubt und sie sollen die Kranken an einen Arzt verweisen, sobald sich dazu Gelegenheit bietet, auch sich für jeden ernsteren Fall bei einem Arzt Raths erholen und selbst möglichst einfach kuriren; alle Monate sollen sie dem Landphysicus eine Krankenliste einschicken, im Unterlassungsfall Strafe gewärtig sein und selbst, wenn dies öfter vorkommt, ihrer Concession verlustig gehen. Die Formulare zu den Listen erhalten sie kostenfrei. Sie sollen Pfuschereien bei der Behörde zur Anzeige bringen und sind verpflichtet einen bestimmten namhaft gemachten Arzneivorrath in tadelloser Beschaffenheit stets bereit zu haben und ihn zu dispensiren. Von einer Berechtigung ihrerseits zur Vornahme der Impfung und Ausstellung von Todesscheinen ist nicht die Rede. Bei dem Mangel an promovirten Aerzten auf dem Lande und den wenigen dort ansässigen Practicanten, denen allerdings die Medicinal-Ordnung als geprüften, obschon nicht promovirten Aerzten dies vorbehält, stellte sich sehr bald die Nothwendigkeit heraus auch stillschweigend den Landchirurgen diese Berechtigung zuzugestehen. Als Anhang findet sich eine Anleitung zur Behandlung Ertrunkener, Erstickter, Erfrorener, vom Blitz Getroffener, sowie des Verfahrens bei durch Fall und Sturz Verunglückter, scheintodt geborener Kinder, bei Vergiftungen, Apoplexie u. s. w. Man wird zugeben müssen, dass die Erfahrungen, welche man mit den Landchirurgen machte, im Wesentlichen befriedigend waren. Einige unter ihnen waren sehr tüchtige Männer, die sich in jeder Weise als zuverlässig bewährten und ihre beschränkte Competenz wenigstens nicht in allzu anspruchsvoller Art überschritten; dass dies doch bei manchen Anlässen, selbst von den besten unter ihnen geschah, lag in der Natur der Verhältnisse, unter denen sie ihren Beruf auszuüben hatten. In einer Bekanntmachung des Landherrn Sillem, Impfung betreffend, vom 13. December 1823 werden in den Marschlanden als Landchirurgen aufgeführt: Diosegi in Billwärder a./d. Bille, Hellmers in Allermöhe und Reitbrook, Eller in Moorfleth, Fischer in Ochsenwärder, Spadenland, Tatenberg und Moorwärder, Kienau in Moorburg und Finkenwärder, Gottschalk in Billwärder Neuendeich. In den Geestlanden gab es nur wenige Landchirurgen: Mohrenweisser in Langenhorn, später Landwer für die Walddörfer. Ein besonders tüchtiger und deshalb vom Gesundheitsrath zu wiederholten Malen belobter Mann, dem selbst 1828 wegen vorzüglicher Amtsführung ein erhebliches Gratial in Geld bewilligt wurde, war Kienau in Moorburg. Sehr tüchtig war Diosegi in Billwärder, auch Mitglied des ärztlichen Vereins, ferner Fischer in Ochenwärder. Ausser den Landchirurgen, welche ungefähr die Stellung der Chirurgen 1. Classe in der Stadt einnahmen, gab es wenigstens in allen grösseren Landgemeinden Barbier-Chirurgen, meist Leute von recht zweifelhafter Qualität, weshalb ihnen auch alles eigentliche Kuriren in ihrer Concession ernstlich untersagt war, was sich allerdings auf dem Papier ganz gut ausnehmen mochte, in der That aber bedeutungslos war. Indess man war damals der Ansicht, das Landvolk bedürfe keiner sonderlich befähigter Personen, es könne sich schon mit weniger zuverlässigen zufrieden geben als die Leute in der Stadt, und selbst der Gesundheitsrath leistete dieser Ansicht einigermassen Vorschub, insofern er zu öfteren Malen bei Gelegenheit des Examens erklärte, der Examinande habe zwar nicht gut bestanden und man dürfe ihm deshalb die Praxis in der Stadt nicht erlauben, während er auf dem Lande allenfalls zulässig sein möge.

Hebammen. Das Hebammenwesen lag 1818, wie auch schon vordem, im Landgebiet sehr darnieder und war nur in den Vorstädten nothdürftig organisirt. Aerzte, welche sich mit Geburtshülfe abgaben, waren nicht vorhanden; der erste, welcher solche Hülfe leistete, war Dr. Riechelmann in Kirchwärder, also ein benachbarter nicht hiesiger Arzt. Die Stadt hatte einen Ueberfluss an Hebammen, 1820 deren 63, so dass ein Mandat die Zulassung mehrerer untersagen musste, doch hatten sie nicht Lust aufs Land zu ziehen. Es konnte auch eine gute, in einer Hebammenschule, deren es derzeit in Holstein und Hannover gab, ausgebildete Frau nicht wohl daran denken, sich in einer unserer Landgemeinden niederzulassen, wenn ihr nicht eine immerhin bescheidene feste Einnahme in Aussicht stand. Damit war es aber derzeit schlecht bestellt; weder war der Staat zu der Einsicht gelangt, dass es nicht allein im Interesse seiner Angehörigen, sondern in seinem eignen dringend nöthig sei, Gebärenden die Hülfe geschickter, zuverlässiger Hebammen zu sichern, noch besass der beschränkte Bauernverstand Einsicht genug, die Wichtigkeit dieser Frage sich klar machen zu können, am wenigsten aber hatte er irgend Lust dafür Geldopfer zu bringen. Selbst den wiederholten ernstlichen Bemühungen einzelner Landherren gelang es nicht, einen besseren Zustand herbeizuführen. Als es einem von ihnen geglückt war, endlich sich für die Walddörfer eine gute Hebamme zu sichern durch Anweisung einer freien Wohnung und durch ein Honorar von 20 Thalern jährlich, weigerten die Bauern jeden Beitrag und weil sie den obrigkeitlichen Schragen (Hufner 3 Mark Cour., Brinksitzer 2 Mark Cour. und Insten 1 Mark 8 Schill.) nicht zahlen wollten, umgingen sie die Hülfe der bei ihnen angestellten guten Hebamme und wendeten sich an eine sogenannte kluge Frau oder ähnliche Persönlichkeit. Es kamen dabei sehr bedenkliche Unglücksfälle vor und Klagen über Klagen gelangten an den Gesundheitsrath. Dieser leistete allerdings in einzelnen Fällen, um nur die Hebamme zu halten, Unterstützung an Geld, forderte auch Stadtärzte auf, natürlich gegen Honorirung seinerseits, sich in dringenden Fällen bereit zu erklären, Hülfe zu leisten, was auch einige wenige thaten, doch war dies Auskunftsmittel ein sehr ungenügendes und konnte dem Nothstand nicht abhelfen. In St. Georg waren 1818 zwei Hebammen, eine auf dem Stadtdeich, zwei in St. Pauli; später wurden allmählich in Ochsenwärder, Billwärder a/d. Elbe und Bille, im Klostergebiet, endlich auch in den Walddörfern geprüfte Hebammen angestellt. Fast alle hatten aber nur ein elendes Auskommen, was recht häufig sie bewog nach kurzer Zeit schon die Concession zurückzugeben, wobei dann, um der Noth abzuhelfen, oft sonderbare Auskunftsmittel in Vorschlag gebracht wurden. Weil in Billwärder die Hebamme sich nicht ernähren könne und deshalb den Dienst verlassen wolle, beantragt der Landherr, dem Landchirurgen Diosegi die Concession der Hebamme zu geben, was indess der Gesundheitsrath als unpassend ablehnte und sich dafür bereit erklärte, alljährlich eine Unterstützung in Geld zu bewilligen, um die Frau dort zu halten. Gelegentlichen Verdruss erregten auch die Klagen der concessionirten Hebammen über Beeinträchtigung ihres geringen Verdienstes durch benachbarte auswärtige Berufsgenossinnen, weshalb beantragt wurde, solchen Fremden die Praxis auf unserem Gebiet zu untersagen. Der Gesundheitsrath aber erklärte sich dagegen und gab den sehr verständigen Rath, die Unsrigen lieber durch ein festes Gehalt zu entschädigen, was denn auch, leider anfangs vereinzelt, 1826 in der Oberalten-Jurisdiction in Barmbeck geschehen ist. Der Versuch, die Landhebammen zur Führung von Geburtslisten und deren monatlichen Einlieferung an den Landphysicus zu verpflichten, war unter den obengenannten Verhältnissen unausführbar. Statt dessen war in mehreren Gemeinden, speciell in der Jurisdiction des Hospitals zum Heil. Geist, den Schullehrern die Führung der Geburtslisten auferlegt (Mandat von 1824). Gegen Ende von Ebeling's Physicat waren doch die meisten Landgemeinden mit Hebammen versorgt, wenn auch nicht immer mit tüchtigen. Einen wirklichen Umschwung zu besseren Zuständen bezeichnete es, dass im März 1832 eine neue „Instruction für die Hebammen der Stadt und des Gebiets“ publicirt und eingeführt wurde; damit war die gänzlich veraltete und unbrauchbar gewordene Bademütter-Ordnung von 1718 aus der Welt geschafft.

Thierärzte. Das Veterinairwesen lag 1818, wie fast überall, auch bei uns noch in den Windeln; es fehlte an Thierärzten, welche auf einer ordentlichen Thierarzneischule, deren es doch schon einige gab, ausgebildet waren. Es wurde um diese Zeit eine Liste der in Stadt und Gebiet vorhandenen Thierärzte aufgestellt. Zum Thierarzt für das Landgebiet wurde Bielenberg ernannt, später Golecke. Zugleich wurden alle Veterinaire verpflichtet, ansteckende Krankheiten, Viehseuchen, insbesondere auch Tollwuth der Hunde, dem Landphysicus ungesäumt zu melden. Die Stadt hatte das Glück, in Schrader einen ebenso wissenschaftlich als praktisch tüchtigen Mann zu besitzen, der es schon

1818 in Anregung brachte, das Veterinairwesen unseres kleinen Staates zu centralisiren und zu dem Zwecke einen öffentlichen Thierarzt mit Competenz für Stadt und Land zu ernennen, was indess erst 1826 zur Ausführung kam, als Schrader selbst vom Senat zum obersten Polizei-Thierarzt mit Gehalt ernannt wurde. Der Gesundheitsrath, durchdrungen von der Nothwendigkeit und Zweckmässigkeit solcher Massregel, erklärte sich bereit aus seiner Casse Courant-Mark 700 dafür herzugeben. Bei dieser Gelegenheit mag zur Erklärung der verschiedentlich schon mitgetheilten erheblichen Geldbewilligungen des Gesundheitsraths hier bemerkt werden, dass er damals, im Gegensatz zu jetzt, ein fixirtes Jahresbudget hatte von Courant-Mark 4250, aus welchem er Bureaukosten, Bibliothek, Sammlungen u. s. w. bestreiten musste, dabei aber berechtigt war, etwaige Ueberschüsse nach eigener Bestimmung zu verwenden oder aufzubewahren. Es scheint als ob man, im Bewusstsein, dass damals für Sanitätszwecke vom Staat wenig zu erhalten war, es dem Gesundheitsrath habe ermöglichen wollen, im gegebenen Fall selbstständig helfend einzuschreiten. Mit der Anstellung Schrader's als Polizei-Thierarzt wurde eine Centralisation und Ordnung in unser Veterinairwesen gebracht, und so entwickelte sich im Laufe des dritten Jahrzehnts ein ganz befriedigender Zustand desselben, umsomehr als nun alle Thierärzte vor ihrer Concession einer Prüfung vor dem Gesundheitsrath sich zu unterziehen hatten.

Apotheken. Schon vor der Franzosenzeit war der Zustand unserer Apotheken ein sehr trostloser, was berufene Männer wie Rambach und v. Hess unumwunden gerügt haben. Durch das fremde Element und schliesslich durch das Elend der Belagerung wurde es noch schlimmer, und es war nach der Befreiung eine der dringendsten Aufgaben, darin Reform zu schaffen. Es wurde eine Liste aller in Stadt und Gebiet befindlichen Apotheken aufgestellt und ein Bericht verlangt über alle Arzneiverkaufsstellen, deren es eine grössere Anzahl gab, die sich auf Licenzen stützten, welche sie von den Franzosen erhalten hatten. Sehr bedenklich war es schon immer gewesen, dass Apotheken-Visitationen bei uns gar nicht existirten; nur die Rathsapotheke wurde jährlich revidirt, doch war dies ein ganz formeller Akt, ohne allen Werth, man möchte denn das brillante Frühstück, welches den Herren Revisoren zu ihrer Captivirung vorgesetzt wurde und das Gratial, welches sie in Empfang nahmen, dafür ansehen. Versuche, hier Wandel zu schaffen, erweckten allerdings Opposition, aber der Gesundheitsrath griff mit fester Hand durch und es gelang ihm auch in kurzer Zeit denjenigen Apotheken, welche bestehen blieben, das verlorene Zutrauen der Aerzte und des Publikums wieder zu gewinnen. Die regelmässige Visitation aller Apotheken wurde durch ein Mandat vom 18. Mai 1818 gesetzlich angeordnet und auch bald nach Vorschrift der Medicinal-Ordnung durchgesetzt. Zugleich wurde eine Arzneitaxe eingeführt, Bestimmungen über den Giftvertrieb getroffen und der Verkauf von Arzneien den Apothekern ausschliesslich reservirt; die bis dahin geduldete ungleiche Benennung der Arzneistoffe in den Recepten wurde untersagt und die Aerzte angewiesen sich allein der alten officinellen Benennung der Arzneistoffe, oder der Nomenklatur der Pharmacopoea borussica vom Jahre 1813 zu bedienen. Auf dem Landgebiet gab es 1818 nur in den beiden Vorstädten Apotheken; in St. Georg drei: auf dem Steindamm seit 1804, der Langenreihe seit 1804, und dem Stadtdeich seit 1807; in St. Pauli drei: die von Völsch seit 1795, Riewe seit 1799 und Versmann seit 1816. Im eigentlichen Landgebiet war keine vorhanden. Die kleine Apotheke in Moorburg, welche schon 1805 vom Apotheker Schreiber errichtet und 1809 vom Landherrn an den Practicanten Boppo übertragen wurde, scheint nicht lange bestanden zu haben, da derselbe B. 1814 eine Concession für eine Apotheke in Ochsenwärder nachsuchte, ohne dass eine solche aber zu Stande kam. Zu verschiedenen Malen wurde in diesem Jahrzehnt ein Anlauf genommen zur Errichtung von Landapotheken, aber meistens nur von Privaten auf Speculation, nicht von den Behörden, welche die Nothwendigkeit und Existenzfähigkeit dort bestritten. 1819 erwies sich die Apotheke der Wittwe Witt in St. Georg so schlecht, dass sie beinahe geschlossen wäre. Als sie supplicirte, das Geschäft fortführen zu dürfen, schlug der Gesundheitsrath es ihr anfänglich ab, auf wiederholtes Bitten indess gestattete er die Fortsetzung des Geschäfts, stellte es aber unter specielle Aufsicht eines bekannten Apothekers; sollte indess bei der in Jahresfrist angesetzten Visitation die Apotheke wieder nicht in vorschriftsmässiger Ordnung sein, so würde dieselbe unweigerlich geschlossen werden und damit die Concession verloren gehen. Albers wurde dann zum Provisor eingesetzt und ihm, als er das Geschäft vorzüglich verwaltet hatte, die Concession 1821 übertragen. — Schickedantz, der schon 1822 beim Gesundheitsrath supplicirt hatte wegen einer Apotheke auf dem Schulterblatt, aber abschlägig beschieden war, weil St. Pauli bereits genügend mit Apotheken versehen sei, erhielt dennoch vom Landherrn eine Concession für die Gegend der Oelmühle und am Rosenteich unter der Bedingung, dass er das Examen bestanden hätte. Der Gesundheitsrath wollte ihn anfangs aus denselben Gründen, weshalb er es ihm früher abgeschlagen hatte, wieder abweisen, besann sich indess trotz der Opposition der anderen Apotheker auf dem Hamburgerberge eines Anderen. Schickedantz erhielt nach wohlbestandenem Examen die landherrliche Concession unter Zustimmung des Gesundheitsraths im Jahre 1825, freilich ohne die andern Apothekern in St. Pauli seinerzeit zugestandene Befugniss, wo kein Arzt gerufen sei, selbstständig Kranke behandeln zu dürfen, eine Vergünstigung, die indess seit der Einführung der Medicinal-Ordnung hinfällig geworden war. — Nagel, der in der Stadt eine kleine Winkelapotheke besass, die er dem Apothekerverein verkauft hatte, wollte unter Befürwortung des Gesundheitsraths eine Concession für das Landgebiet erwerben, als dieser aber jede Mitwirkung ablehnte, fiel das Project. — Unter dem Vorwand ein sogenanntes Laboratorium in der Vorstadt errichten zu wollen, suchte ein Apotheker Berendt 1824 sich in eine Concession einzuschleichen, ohne dass es ihm aber gelang. Der Chemiker und stud. med. Dr. Schmeisser wollte in Eppendorf eine Apotheke errichten und zugleich die Erlaubniss zur ärztlichen Praxis haben, was aber der Patronus des Klosters nicht zugab, sondern beschloss, einen Arzt anzustellen mit der Verpflichtung eine genügende Handapotheke zu halten. Dr. Eggers erhielt diese Concession. Wiederholte Suppliken des Apothekers Neumann statt dessen in Eppendorf eine ordentliche Apotheke zu errichten, hatten keinen Erfolg, da auch der Gesundheitsrath ihn nicht unterstützte und erklärte, es fehle für eine ordentliche Apotheke dort noch an dem nöthigen Publikum, dagegen unterstützte er das Gesuch des Apothekers Gerber um eine Concession für Hamm und Horn, die ihm der Landherr auch 1829 ertheilte.

Epidemien. Bei dem Mangel an vorhandenem Material lässt sich nicht viel darüber sagen, welche Epidemien, in welchem Jahr und wo sie von 1818 bis 1833 geherrscht haben. Scharlach, Masern, Typhen, Wechselfieber, Keuchhusten sind zweifellos gelegentlich und auch in grösserer Ausdehnung epidemisch aufgetreten, ohne dass darüber etwas Genaues überliefert ist. 1818 war eine starke Ruhrepidemie in Moorburg, 1820 grassirte in einem grossen Theil des Gebiets Scharlach so stark, dass der Gesundheitsrath sich veranlasst fand, in einer Bekanntmachung dem Publikum Verhaltungsmassregeln zu geben, die von den Kanzeln verlesen wurden. Wechselfieber kam damals im Vergleich mit jetzt überall viel häufiger vor, stationair besonders in den Marschgegenden war die Zahl der an Frühjahrs- und Herbstfiebern Erkrankten regelmässig sehr gross; doch blieben wir, mit Ausnahme von Ritzebüttel, verschont von den perniciösen Marschfiebern, welche 1824 an den Elb- und Wesermarschen grassirten und viele Opfer forderten. 1821 herrschte in Moorburg ein schwerer Typhus, der besondere sanitarische Vorkehrungen veranlasste, bei denen sich der Landchirurg Kienau durch verständigen Eifer und guten Erfolg so auszeichnete, dass der Gesundheitsrath ihn eigends belobte. Den Hauptgegenstand der Beunruhigung des Publikums und der Fürsorge der Behörden bildete das Wiederauftreten der Pocken. Bekanntlich hatten sie sich schon im ersten Jahrzehnt des 19. Jahrhunderts sehr vermindert und waren im zweiten in unserer Gegend so selten, dass jüngere Aerzte meistens Pockenkranke gar nicht gesehen hatten und das Publikum sich schon der Hoffnung hingab, von den Schrecken dieser Seuche ganz befreit zu sein. Allerdings waren sie in Hamburg fast immer in gutartiger Form aufgetreten, hatten aber nie ganz aufgehört und waren sehr gefürchtet. Die Kuhpockenimpfung, welche sich bei uns im ersten Jahrzehnt viel Eingang verschafft hatte, war später, insbesondere seit der Franzosenzeit, fast ganz in Wegfall gekommen. Sie wurde nun, als von Hannover her die Seuche sich näherte, von Obrigkeitswegen empfohlen und innerhalb gewisser Grenzen obligatorisch gemacht. Der 1818 gegründete ärztliche Verein hatte in richtiger Voraussicht früh schon sich der Impfung energisch angenommen und 1819 ein unentgeltliches Impfinstitut eingerichtet. In demselben Jahr erliess der Senat auf Anrathen des Gesundheitsraths ein Mandat, nach welchem nur die Aerzte, Wundärzte 1. Classe und solche Practicanten, welche von der Behörde dazu specielle Erlaubniss erhalten hatten, impfen dürfen; sie sollten Impflisten führen, worin Name des Impflings, Ursprung des Impfstoffes, Tag der Impfung, Zahl der Pusteln, welche angekommen und jede Abweichung vom normalen Verlauf genau zu notiren sind. Dieses Mandat hatte Geltung für Stadt und Land. Als im Jahre 1821 der erste Blatternfall vorkam, wurde es neuerdings eingeschärft. Stärker traten sie 1833 auf, zumal in St. Georg, und es wurde dort vom Gesundheitsrath ein Lokal zur unentgeltlichen Impfung eingerichtet. Als die Zahl der von Blattern Befallenen Ende des Jahres noch zunahm, wurde ein scharfes Mandat erlassen, dass ohne Nachweis geschehener Impfung keine Aufnahme in die Armenanstalt, in die Freischulen, bei der Garnison und beim Nachtwächtercorps stattfinden solle. Die Effecten von Blatterkranken sollen unter obrigkeitlicher Controle desinficirt werden und die Befallenen müssen sich allen Vorschriften unterwerfen, welche zur Sicherheit des Publikums von der Behörde angeordnet worden, dürfen insbesondere den Transport in's Krankenhaus nicht verweigern. Im Jahre 1824 hatte das neueröffnete allgemeine Krankenhaus schon 156 Pockenkranke und in der Stadt wurden 4 Locale für unentgeltliche Impfung eingerichtet. Im Jahre 1827 schien die Epidemie erloschen zu sein, flammte aber 1828 von Neuem auf und erreichte 1829 eine solche Höhe, dass allein im allgemeinen Krankenhause 140 Pockenkranke behandelt wurden. In St. Georg kamen in den gen. Jahren zahlreiche Fälle vor, weniger in St. Pauli und im eigentlichen Landgebiet nur vereinzelte. Abseiten der Obrigkeiten im Landgebiet wurde die Kuhpockenimpfung strenge anempfohlen und auch meistentheils gut durchgeführt, wenn schon unter theilweis sehr erheblicher Renitenz der Landleute. Die 1823 eingesetzte Specialcommission zur Bekämpfung der Pocken, deren Mitglied der Landphysicus war, that so viel an ihr war Alles zur Verallgemeinerung und Beschleunigung der Impfung. Wo Landchirurgen waren, wurde ihnen öffentliche, unentgeltliche Vaccination anbefohlen und ihnen gute Lympfe geliefert; die meisten entsprachen dieser Aufgabe mit Eifer und Geschick und wussten auch der Renitenz allmählich Herr zu werden, nur in den Walddörfern, wo die Bauern sich widersetzten, musste der Landphysicus selbst die Sache in die Hand nehmen. Nicht ohne Interesse wird es sein, dass schon damals, im Juni 1824, der Gesundheitsrath beim Senat den Antrag einbrachte, eine permanente Staatsimpfanstalt einzurichten und dass er, als letzterer dies für zu kostspielig erklärte und ablehnte, den Antrag mit der Modification wiederholte, auf 3 Jahre wenigstens 2 Aerzte mit Gehalt von Courant-Mark 300 für jeden, zur unentgeltlichen Impfung anzustellen. Auch dies aber wies der Senat als nicht opportun ab und begnügte sich damit den Physicis zu empfehlen, sich der Imfung recht thätig anzunehmen, was um so mehr ein frommer Wunsch war, als diesen für Dinge derart keine Initiative zustand. Glüchlicherweise hatte schon frühzeitig, wie bereits oben bemerkt, der ärztliche Verein eine Aufgabe in die Hand genommen und practisch durchgeführt, welche eigentlich von Staatswegen hätte erledigt werden sollen.

Wie in ganz Deutschland war man auch bei uns schon Ende 1830 sehr beunruhigt über das Vordringen der Cholera von Russland her. Dies steigerte sich 1831 zur Angst, als die deutschen Ostseeküsten der Infection zum Opfer fielen. Senat und Gesundheitsrath zogen die Angelegenheit in ernste Erwägung und bereiteten Alles vor, der Epidemie, falls sie trotz der umfassendsten Absperrungsmassregeln, Quarantaine, Militärcordons, Waareneinfuhrverboten u. s. w., dennoch ihren Einzug bei uns halten sollte, mit Energie entgegenzutreten. Der im Frühjahr 1831 äusserst günstige Gesundheitszustand in Stadt und Gebiet änderte sich plötzlich, als im Mai an der fast über ganz Europa verbreiteten Influenza auch bei uns Tausende erkrankten und ihr eine starke Scharlachepidemie auf dem Fusse nachfolgte. Kaum waren diese Krankheiten vorüber, als, um so unerwarteter, weil bis dahin auf viele Meilen ringsum sich noch kein Cholerafall gezeigt hatte, am 5. October der erste unzweifelhafte Todesfall daran in einer Bettlerherberge, dem berüchtigten tiefen Keller, constatirt werden musste und nun schnell darauf eine Anzahl anderer Cholerafälle folgten. — Bereits längere Zeit vorher, schon im Juli, war die Einsetzung einer Generalgesundheitscommission, bestehend aus Senatoren, Aerzten und Bürgern, beschlossen, mit dem Specialmandat, während der Dauer der Epidemie als oberste Gesundheitsbehörde zu dienen. An sie schlossen sich dann permanente Specialcommissionen, 12 für die Stadt, 2 für St. Georg und Stadtdeich und 2 für St. Pauli nebst dem dazu gehörenden Gebietstheil; ausserdem war für die Marschlande und die Geestlande je eine Commission gebildet, wozu noch eine für Ritzebüttel und eine für Bergedorf kamen. Bei Geesthacht lag ein Wachtschiff mit einem Arzt zur Untersuchung aller elbabwärts kommenden Fluss-Schiffe. Alle diese Commissionen hatten besoldete Aerzte und anderes Heilpersonal zur Verfügung — auch wurden 2 Cholera-Lazarethe eingerichtet, jedes zu 200 Betten, eins in der Stadt, das andere im Hornwerk in St. Pauli. Ausserdem waren noch grosse Vorkehrungen für Desinfectionen und dergleichen getroffen. Man glaubte nun völlig gewappnet zu sein, der gefürchteten Epidemie mit Erfolg sich erwehren zu können. Trotz alledem kam sie doch, erwies sich aber an Umfang und Dauer viel weniger schrecklich als man befürchtet hatte. Im Ganzen erkrankten vom 5. October bis 2. December 892 Personen und starben 462 — St. Pauli war dabei betheiligt mit 9 %, St. Georg mit ca. 2 % (fast sämmtlich auf dem Stadtdeich), während in den Marschlanden nur 7 und den Geestlanden gar nur 2 Erkrankungsfälle vorkamen. Man athmete wieder frei auf, als im Februar 1833 Stadt und Gebiet officiell für cholerafrei erklärt wurden, während aber schon 8 Wochen darauf die Epidemie von Neuem ausbrach und zwar viel schlimmer als vordem; sie dauerte vom April bis in den December hinein. Es kamen 3349 Krankheitsfälle zur Anzeige, von denen 889 tödtlich verliefen. Vorzugsweise waren es wieder Stadt und Vorstädte, die am meisten litten, im übrigen Gebiet war die Zahl der Erkrankungen eine relativ geringe. Auch in den nächsten Jahren 1833—35 kamen noch kleine Epidemien vor, auf die im nächsten Abschnitt zurückzukommen ist. Die Cholera von 1832, obschon viel andauernder und zahlreicher an Erkrankungsfällen als die von 1831, war doch officiell eigentlich nicht bei uns vorhanden, wenigstens wurde von Staatswegen ihre Existenz ignorirt. Der grosse Abwehrungsapparat von 1831 hatte sehr viel Geld gekostet, nahezu eine halbe Million, Handel und Verkehr hatten erheblich darunter gelitten, und da man sich der Ansicht zuwendete, dass das Alles doch nicht wesentlich genützt habe, begnügte man sich mit den gewöhnlichen Mitteln des ärztlichen Dienstes das Erforderliche zu thun. Man wird auch schwerlich die verhältnissmässig so kurze Dauer der Epidemie von 1831 auf Rechnung der rigorosen Massregeln stellen dürfen, wie denn auch der weitere Gang der Epidemie in den nächsten Jahren es ziemlich klar stellt, dass dabei ganz andere Factoren im Spiel waren.

Epizootien. Ueber herrschende Epizootien finden sich nur ganz sparsame Notizen. Die Wuthkrankheit der Hunde zeigte sich stärker schon 1818 und hat sich während der nächsten 15 Jahre kaum je wieder verloren. Man erliess zwar zur Abwehr scharfe Mandate, erreichte aber sehr wenig damit, weil einerseits es bei uns an einer polizeilichen Centralleitung fehlte und man es andererseits nicht für nöthig erachtete, sich mit den Nachbarländern für ein einheitliches Vorgehen zu verständigen. 1825 herrschte unter den Pferden des Landgebiets eine gefährliche Seuche, deren Natur aber nicht näher angegeben ist; 1830 kam auf mehreren Elbinseln die Rotzkrankheit im grösseren Umfang zum Ausbruch.

Krankenanstalten. Der Krankenhof in St. Pauli war am 2. Januar 1814 von den Franzosen niedergebrannt. Die auf die Strasse gesetzten Kranken und Siechen waren theils in Altona aufgenommen, theils auf die umliegenden Dörfer vertheilt und verbreiteten dorthin den herrschenden Lazarethtyphus; ein Theil der Kranken, insbesondere der Wahnsinnigen, wurde in dem Lombardgebäude, innerhalb der Bastion Diedericus untergebracht. Diese in jeder Beziehung ungenügenden Räumlichkeiten mussten, vergrössert durch leichte Ständerbauten, bis zum Jahre 1823 als allgemeines Krankenhaus dienen und auch diejenigen Kranken des Gebiets aufnehmen, welche dorthin geführt wurden; es waren fast ohne Ausnahme Geisteskranke oder schwere chirurgische Fälle. Der Zustand war ein höchst trauriger. Erst als am 30. October 1823 das neue allgemeine Krankenhaus eröffnet war, bot sich auch für das Landgebiet die längst gewünschte Gelegenheit, schwere Kranke dort in guter Behandlung und Verpflegung zu wissen und wurde, seit die chirurgische Station unter Fricke's Leitung sich einen grossen Ruf erworben hatte, vielfach von der Landbevölkerung benutzt. Auch für die Geisteskranken war nun besser gesorgt als vordem, wenn freilich grade diese Abtheilung noch recht viel zu wünschen übrig liess und ursprünglich nur als provisorisch gedacht war. Um so erfreulicher war es, dass ein Privatmann, der frühere Apotheker Deichmann, es unternahm, in Barmbeck eine Privatirrenanstalt anzulegen und der Gesundheitsrath seinerseits diese Anstalt, welche einem dringenden Bedürfniss entgegenkam, nach Kräften zu fördern bemüht war. Nicht allein hat er sich über die Lokalität und deren Einrichtungen sehr günstig ausgesprochen und die Anstalt dem Publikum direct empfohlen, er hat sie auch materiell unterstützt und bereits 1819 einen erheblichen Geldbeitrag zur Miethe geleistet, den er 1820 bis auf Courant-Mark 900 jährlich erhöhte. Bei dem traurigen Zustand der damals, freilich nicht allein bei uns, im Irrenwesen herrschte, hatte das Publikum grosse Angst, dass Kranke unter dem Vorwand, sie seien geistesgestört, in eine der kleinen Privatirrenanstalten gebracht würden. Die Behörde fand sich deshalb veranlasst, zu wiederholten Malen, u. A. 1822, den § 21 der Medicinal-Ordnung, nach welchem kein Kranker in eine Irrenanstalt gebracht werden soll ohne vorherige Physicatsuntersuchung, in Erinnerung zu bringen. Es waren in der That Versuche der Art wohl vorgekommen und zweifelhafte Persönlichkeiten, unter anderen ein Practicant Selbach in Billwärder hatte, ohne Erlaubniss der Behörde, ein Institut der Art eingerichtet, welches indess 1823 auf Antrag des Gesundheitsraths aufgehoben wurde. — Im Jahre 1825 legte ein Privatmann Knauer den Andreasbrunnen in Eppendorf an, eine Anstalt zum kurgemässen Gebrauch von Mineralwässern und Bädern unter ärztlicher Aufsicht, verbunden mit Wohnungslocalitäten. Die Visitation des Gesundheitsraths sprach sich mit Befriedigung über das Ganze aus. Die Anstalt hat sich eine längere Reihe von Jahren, ihrem ursprünglichen Zweck entsprechend, gehalten und bewährt, bis sie allmählig nur zu einem Erholungslocal geworden ist und in neuester Zeit auch als solches aufgehört hat. Im Jahre 1827 wurde beim Gesundheitsrath ein Antrag zur Errichtung einer Taubstummenanstalt gestellt und ein Zuschuss dazu erbeten, wozu sich derselbe aber nicht entschliessen konnte, wenn schon er das Wünschenswerthe des Unternehmens nicht in Abrede stellte.

Leichenschau. Im Abschnitt IV der Medicinal-Ordnung war es bestimmt, dass im Landgebiet die Todesbezeugungen von den concessionirten Landärzten oder Practicanten ausgestellt werden sollten. Da erstere fehlten und letzterer so wenige und zum Theil unzuverlässige waren, sah man sich genöthigt es stillschweigend zu toleriren, dass die Landchirurgen dieser Obliegenheit sich unterzogen. Aber auch das reichte nicht in allen Fällen aus, zumal wenn der Zugang zu den Orten, wo sich die Leiche befand, unter Umständen, wie im Winter, schwierig war; deshalb wurde vom Gesundheitsrath 1820 das Zugeständniss gemacht, dass für Leichen, welche weit vom Lande oder von jenseits der Elbe von Stellen kommen, wo sich keine ärztliche Person befindet, das Todesattest von der Ortsbehörde ausgestellt werden dürfe und von der kirchlichen Behörde als gültig anerkannt werden solle. Um dieselbe Zeit machte das Unwesen der s. g. Schachtelleichen der Medicinalbehörde viel zu schaffen. Frühgeburten, selbst solche aus den letzten Monaten, todtgeborene und selbst erst nach der Geburt verstorbene Kinder wurden, um Kosten zu sparen, in eine grosse Schachtel gethan und zum Kirchhof gebracht, wo dann der Todtengräber gegen ein Trinkgeld sie vergrub. Dass unter solcher Firma manches verbrecherische Treiben, Kindestödtung u. a. sich verbergen und unbestraft bleiben konnte lag auf der Hand, weshalb diese s. g. Schachtelleichen auf das Strengste verboten und ihre vorherige Besichtigung durch einen Medicinalbeamten angeordnet wurden. In der französischen Zeit waren, zumal im Gebiet, die Geburts- und Sterbe-Register vernachlässigt worden, am meisten in der Jurisdiction der Oberalten, weshalb man in Barmbeck die Einrichtung traf, dass der Schullehrer die Sterbe-Register zu führen habe; 1818 wurde auch der Antrag gestellt, dort einen Begräbnissplatz anzulegen, aber nicht ausgeführt. Die Furcht vor dem lebendig Begrabenwerden war in den zwanziger Jahren so stark, dass unter den Aerzten eine Agitation sich bildete zur Errichtung von Leichenhäusern auf den Kirchhöfen, zunächst auf einem derselben vor dem Dammthor. Der Gesundheitsrath gab darüber ein im Ganzen zustimmiges Gutachten und so wurde dann eine und die andere mit allen Apparaten ausgerüstete Leichenkammer eingerichtet, welche in ganz vereinzelten Fällen anfangs, später aber nicht benutzt worden ist. Jedenfalls haben diese Räume den Zweck einen Scheintod zu constatiren, niemals erfüllt.

Kostkinder und Ammenwesen. Obschon die Zahl der in den Vorstädten und den Dörfern des Landgebiets untergebrachten Säuglinge und Kostkinder eine ganz erhebliche war und es an Ungehörigkeiten dabei nicht mangelte, hatte der Gesundheitsrath doch keine rechte Veranlassung sich eingehend mit dieser Frage zu beschäftigen. Als sich aber in der Stadt bei dem Ammenwesen arge Uebelstände gezeigt und zu lebhaften Klagen Anlass gegeben hatten, machte er dem Senat Vorschläge dem entgegenzuwirken. In Folge dessen wurde 1822 ein Ammenarzt von

Staatswegen ernannt mit einem festen Gehalt, einer präcisen Instruction und der Verpflichtung zur regelmässigen Berichterstattung; ein Senatsmandat machte dies dem Publicum bekannt, was für das Landgebiet von derselben Bedeutung war wie für die Stadt. Darauf wurde nun auch vom Gesundheitsrath dem Kostkinderwesen grössere Aufmerksamkeit zugewendet und 1823 eine Ueberwachung der Personen, welche für Geld Kinder in die Kost nahmen (im Volksmunde gelegentlich „Engelmaker" genannt) von Obrigkeitwegen angeordnet, ob aber auch ausgeführt? darüber schweigt die Chronik; im Landgebiet wenigstens hat damals solche Controle nicht stattgefunden.

Rettungskasten. Nicht unwichtig für die dortigen Sanitätsverhältnisse war die Wiedererneuerung des seit 1793 bestandenen, von der patriotischen Gesellschaft gegründeten und von ihr erhaltenen Instituts der Rettungskasten und der damit verbundenen Einrichtungen, welches während der französischen Occupation und der Belagerung gänzlich in Verfall gerathen war. An einer Anzahl Plätze der Vorstädte und des Landgebiets wurden diese Rettungsstationen nun neu eingerichtet und Aerzte und Wundärzte mit ihrer Benutzung vertraut gemacht, auch 1831 vom Gesundheitsrath eine Summe Geldes dazu bewilligt; trotzdem gab es in den nächsten Jahren doch noch Klagen über mangelhafte Benutzung derselben.

Badeanstalten. Auch die ersten Versuche mit Flussbadeanstalten fallen in dies Jahrzehnt. Man wollte nach dem Muster der Badeanstalt auf der Binnenalster, für welche Physicus Ebeling sich lebhaft interessirte, auch in der Nähe der Aussenalster ein ähnliches Institut gründen und dazu den Eilbeck, zwischen Kuhmühle und der grossen Alster in der Nähe des Haidekrugs benutzen. Der Gesundheitsrath befürwortete zwar das Project, doch ist es damals nicht zur Ausführung gekommen.

Wege und Stege. — Wege und Stege müssen fahrbar und gangbar sein, wenn der Sanitätsdienst ordentlich besorgt werden soll; das war aber nach der Belagerung nicht der Fall und es dauerte noch geraume Zeit, ehe man die Verbesserung der Strassen und anderer Verkehrswege methodisch nach einem festen Plan in Angriff nahm. In der Einleitung ist der trostlose Zustand, in dem sich die Strassen im ehemaligen Festungsrayon befanden, eingehender mitgetheilt und ihm, so wie wesentlich auch der Thorsperre ist es zuzuschreiben, wenn es mit der Bebauung und der Zunahme der Bevölkerung dort nur langsam vorwärts ging, trotzdem die Zeiten immer günstiger sich gestalteten. Damit hing es denn auch zusammen, dass während dieser ganzen Periode ein zuverlässiges genügendes ärztliches Personal stets mangelte. Allerdings waren schon bis 1820 überall die niedergehauenen Alleen neu angepflanzt, eine Anzahl Gartenhäuser und andere Wohnhäuser neu erbaut, viele Culturen angelegt und damit bewirkt, dass nach etwa 6 Jahren alle Spuren der greulichen Verwüstung von 1814 beseitigt waren, aber die Strassen selbst waren über alle Massen schlecht und somit die Communication äussert erschwert. Die erste macadamisirte Kunststrasse, die neue Rabenstrasse, wurde 1825 angelegt, ihr folgte 1826 die Bernhardstrasse in St. Pauli, 1827 die Chaussée nach Wandsbeck, 1828 die nach Eppendorf, 1830 die nach Borstel. Die Bürgerschaft hatte 1829 die Hälfte der Entfestigungssteuer zur Verbesserung unserer Poststrassen bewilligt. In diese Zeit fällt auch der erste Anfang der Strassenbeleuchtung in den Gegenden unmittelbar vor den Thoren, sie war spärlich genug; auch das öffentliche Fuhrwerk in Gestalt von Droschken und sogenannten Stagekutschen ist damals in's Leben getreten und für den ärztlichen Dienst vielfach benutzt worden.

Thorsperre. Für den Nichthamburger mag es auffällig erscheinen die Thorsperre in directe Beziehung zu dem Sanitätsdienst zu bringen und doch hat sie es im Landgebiet, zumal in der näheren Umgebung der Stadt, wesentlich mit verschuldet, dass das Medicinalwesen dort nicht recht vorwärts kommen wollte. Obschon sehr bald nach der Befreiung von der Franzosenherrschaft der Beschluss gefasst war, Hamburg definitiv zu entfestigen und zu einer offenen Stadt zu machen, konnte man sich nicht dazu entschliessen, die sogenannte Thorsperre zu Abend- und Nachtzeiten aufhören zu lassen, obschon man sich schon früher im Jahre 1798 durch die Klagen aus St. Georg über die völlige Absperrung von der Stadt nach Thorschluss veranlasst gefunden hatte, dort wenigstens eine modificirte Thorsperre einzurichten und das Passiren des Steinthors auch nach dem eigentlichen Schluss desselben bis Mitternacht gegen Entrichtung einer bestimmten, mit den späteren Stunden sich steigernden Gebühr, dem sogenannten Sperrgeld, zu erlauben. Nach 12 Uhr Nachts hörte diese Vergünstigung auf. Im Jahre 1808 wurde dies auch für das Millernthor, das Dammthor und das Thor No. 1 im Neuenwerk zugestanden. Erst 1818 wurde ein Thorsperre-Reglement für alle Hauptthore publicirt, doch auch dann noch blieben von Mitternacht bis zum Morgen die Thore fest verschlossen. Wiederholt gelangten Petitionen aus den Ortschaften der Umgebung an den Gesundheitsrath, dahin wirken zu wollen, dass man wenigstens in Krankheitsfällen Hülfe zur Nachtzeit aus der Stadt holen könne, was er seinerseits auch zu fördern suchte und demgemäss im Jahre 1822 beim Senat beantragte, dass für Kranke ausserhalb der Thore in dringenden Fällen auch während sie gesperrt seien, Einlass durch die Nothpforten, um einen Arzt oder doch dessen Rath zu erlangen, gestattet werde. Der Antrag wurde indess nicht genehmigt, was allerdings kaum Wunder nehmen darf, wenn sich in einem Gutachten vom 12. März 1824 der damalige Stadtphysicus dahin ausspricht, dass das Verlangen der Umwohner keine Berücksichtigung verdiene, da sie durchaus nicht gänzlich von ärztlicher Hülfe abgeschnitten seien und die vor dem Dammthor sich nach Altona, die vor dem Thor No. 1 und von Hamm und Horn nach Wandsbeck und die übrigen nach Bergedorf wenden könnten; es wäre das Gesuch wohl nur von den vor den Thoren wohnenden Städtern ausgegangen, die sich auch in Nothfällen ihres Hausarztes zu bedienen wünschten, wobei es indess sehr problematisch bleibe, ob diese Herren sich auch des Nachts aus den Thoren bemühen würden. Als im Jahre 1827 wiederholt supplicirt wurde um ärztlichen Beistand aus der Stadt während der Nacht, da es auf dem Lande daran fehle, gewährte indess der Senat die Bitte und erliess unter dem 14. April 1828 ein Mandat, dass in Nothfällen der Einlass in die Thore auch Nachts gestattet sein solle, falls von Leuten die ausserhalb derselben wohnten ärztliche Hülfe aus der Stadt gesucht werde. Dies bezog sich auf Aerzte, Wundärzte und Hebammen. Doch musste der Hülfe Begehrende dem Posten-Commandanten Namen, Stand und Wohnung aufgeben; er wurde dann von einem Unteroffizier in die Stadt begleitet und von ihm wieder zum Thor zurückgebracht. Auch war er verpflichtet, sich am anderen Tage persönlich bei dem Polizeiherrn zu melden. Der Wachcommandant hatte solchen Vorgang jedesmal bei dem präsidirenden Bürgermeister, sowie bei dem Polizeiherrn und dem Thorherrn zu melden. Contraventionen wurden je nach der Natur des Falles mit 5 bis 50 Thaler, eventuell mit Gefängniss bestraft; dagegen war der Ein- und Auslass unentgeltlich. Für die Bewohner von St. Georg und dem Stadtdeich wurde die Vergünstigung eingeführt, dass bis 10 Uhr Abends das Thor von hinausgehenden Fussgängern frei passirt werden konnte; 1828 wurden auch andere Nebenthore, unter anderen No. 4, gegen Sperrgeld offengehalten. Eine erleichterte Verbindung zwischen St. Georg und der Stadt, welche auch für den ärztlichen Dienst nicht unwichtig war, wurde 1828 dadurch geschaffen, dass von der Bastion David nach Ferdinandus eine Fusspassage über den Stadtgraben (späteres Ferdinandsthor) eingerichtet wurde. Den kommenden Jahrzehnten blieb es vorbehalten, sich der Thorsperre, welche den ärztlichen Dienst in der Umgebung der Stadt wesentlich benachtheiligt hat, erst allmählich, dann endlich völlig zu entledigen.

Das Landphysicat von 1833 bis 1851.

Landphysicus Dr. **Heinrich Wilh. Buek.**

Buek, geboren in Hamburg am 10. April 1796, studirte in Halle, nahm als Hülfsarzt 1815 am Feldzug Theil und promovirte, nachdem er zu den Studien zurückgekehrt war, im Jahre 1819 am 2. März. Von 1831 bis 1833 war er bei uns Garnisonsarzt; am 15. Novbr. 1833 wählte ihn der Senat zum Landphysicus. Als Physicus Schleiden 1851 vom Amt zurücktrat, bekam Buek das Stadtphysicat, welches er bis 1871 verwaltete, um dann als Physicus emeritus nach langer angestrengter Arbeit in den wohlverdienten Ruhestand zu treten. Er starb am 10. Februar 1879. Ausser seiner Dissertation hat er 1826 veröffentlicht: „Hamburgs Klima und Witterung, ein Beitrag zur medicinischen Topographie von Hamburg", einige kleine Schriften über Cholera und eine Anzahl sehr verdienstlicher Arbeiten über Botanik, welche bis in's späte Alter sein Lieblingsstudium blieb.

Als durch den Tod von Dr. Steitz 1821 zum ersten Mal eine Vacanz im Physicat eintrat, hatte sie der Senat nach Vorschrift des § 5 der Medicinal-Ordnung, welcher vor der Neuwahl ein Gutachten des Gesundheitsrathes verlangt, durch die Wahl von Dr. Schleiden erledigt. Da sich im Laufe der Zeit mancherlei Mängel der Medicinal-Ordnung herausgestellt hatten, hielt es bei Ebeling's Tode 1833 der Gesundheitsrath für angemessen, dem Senat einige Vorschläge zu deren Beseitigung zu machen und auch zu beantragen, der diesmaligen Neuwahl, ähnlich wie in anderen Staaten, eine Physicatsprüfung vorangehen zu lassen. Der Senat erklärte sich mit diesem Vorschlag einverstanden, lehnte aber die anderen Anträge als zur Zeit noch nicht dringend ab. Der Gesundheitsrath darüber verdrossen, wollte nun seinerseits den Antrag über die Physicatsprüfung zurückziehen, womit indess der Senat nicht einverstanden war. Endlich einigte man sich über eine Prüfung, bestehend aus einem ex tempore verfassten visum repertum und einem motivirten schriftlichen Gutachten über einen Criminalfall. Dann solle der Gesundheitsrath dem Senat ein Gutachten übergeben und dieser darauf die Wahl vornehmen. Aus der Zahl der hiesigen Aerzte hatten sich acht Bewerber gefunden, von denen zwei, weil sie sich einem Examen nicht unterwerfen wollten und auf Grund des § 5 der Medicinal-Ordnung die Gesetzmässigkeit desselben bestritten, schliesslich zurücktraten. Buek wurde gewählt und am 21. Novbr. als Landphysicus in den Gesundheitsrath eingeführt. Die Verhältnisse, unter denen er sein Amt antrat, lagen insofern recht günstig, als durch die schon nahezu vollendete neue Eintheilung des Gesammtgebiets an Stelle der früheren sieben Jurisdictionen mit ihrer Selbstherrlichkeit, nunmehr für die Medicinal-Verwaltung eine einheitliche selbstständige Wirksamkeit ermöglicht war. Für die, beiden Physicis gemeinschaftliche Amtsthätigkeit war schon früher (s. Bekanntmachung des Senats vom 28. Juli 1830) manches vereinfacht. Buek war sich der Wichtigkeit der Aufgabe wohl bewusst, die er, wie jeder Unbefangene zugeben wird, im Ganzen und meistens auch im Einzelnen befriedigend gelöst hat. Die schliessliche Durchführung der Eintheilung des eigentlichen Landgebiets in festbegrenzte ärztliche Districte, ihre allmähliche Besetzung mit ordentlichen, durch ein Staatsexamen zur hiesigen Praxis zugelassenen Aerzten mit festem Gehalt, die Beschaffung einer genügenden Zahl von Wundärzten und geprüften Hebammen für jeden District, die Sorge für eine bessere pecuniäre Stellung derselben — mit einem Wort die Organisation eines ordentlichen geregelten Medicinaldienstes im Landgebiet und den Vorstädten ist wesentlich auf Buek's Initiative und seine nie ermüdende Thätigkeit zurückzuführen. Die neue Organisation des Medicinalwesens im Landgebiet datirt von 1835; die Bürgerschaft bewilligte zu deren Durchführung Cour. Mark 3000. Es wird sich bei Besprechung der Medicinal-Verwaltung nicht ganz umgehen lassen, ausser dem was auf das Landphysicat allein Bezug hat, auch das zu berücksichtigen, was Stadt und Land gemeinschaftlich betrifft, und um die Sache klar zu stellen, nicht unerwähnt bleiben darf. Mancherlei persönliche Reibungen trübten damals das gute Einvernehmen und collegiale Zusammenwirken der Mitglieder des Gesundheitsraths. Buek verstand es indess seine Selbstständigkeit zu behaupten und sich das Vertrauen der Patrone und Landherren zu erwerben, was um so wichtiger war, als die neue Organisation und Verwaltung im Gesammtgebiet erst die Probe zu bestehen hatte und auf dem Wege der weiteren Entwickelung sich mancherlei Steine des Anstosses fanden. Es wird am richtigsten sein den Gang der Verwaltung chronologisch zu verfolgen.

1833 bis 1840. Schon 1834 im Januar konnte Buek in ausführlicher Weise über den Zustand des Medicinalwesens im Gebiet referiren und erklären, dass es nichts weniger als glänzend sei; es fehle noch durchaus an zuverlässigen Aerzten, Wundärzten und Hebammen. Was an solchem Personal vorhanden sei, könne keineswegs befriedigen, insbesondere seien die sogenannten Practicanten mit einigen Ausnahmen theils anrüchige, theils unzuverlässige Leute; man müsse für ein tüchtiges Medicinalpersonal sorgen und weil der Verdienst durch die Landpraxis ein beschränkter sei, ihm von Staatswegen ein festes Gehalt zusichern. Auch die Errichtung einiger Apotheken werde nothwendig sein und dem Unwesen der Pfuscherei müsse abgeholfen werden. Dringend geboten sei es ferner, eine vollständige Liste aller vorhandenen Medicinalpersonen innerhalb des Landphysicats ohne Verzug anfertigen zu lassen. Der Gesundheitsrath ging auf diese Vorschläge ein und beschloss, sie beim Senat zu befürworten, ertheilte Buek auch den Auftrag, eine neue Instruction für die Medicinalpersonen im Landgebiet auszuarbeiten. In den Geestlanden hatte Buek nur einen ordentlichen Arzt gefunden, die sonst dort vorhandenen wenigen Practicanten waren nicht der Art, dass man ihnen vertrauen konnte; an brauchbaren Wundärzten und Hebammen mangelte es dort fast überall. In den Marschlanden waren weniger Practicanten, dafür gab es aber mehrere sehr brauchbare Landchirurgen, denen man, bis sich gute Aerzte fanden, auch die Gesammtpraxis wohl überlassen konnte, Diosegi in Billwärder, Bischoff in Ochsenwärder und Kienau in Moorburg, doch auch ihre Leistungsfähigkeit war theilweise schon erschöpft und ein Ersatz für sie um so schwieriger, als Amtswundärzte erster und zweiter Classe zur Landpraxis nicht geneigt, auch die zweite Classe gesetzlich im Landgebiet eigentlich nicht zulässig war. Aehnlichen Schwierigkeiten begegnete man bei den Hebammen. Obschon unter Plath's Leitung (seit 1833) der Hebammen-Unterricht vorzüglich war und die Zahl der Aspirantinnen theilweise über den Bedarf hinausging, waren doch nur ganz wenige geneigt aufs Landgebiet zu ziehen, wo der Verdienst gar zu elend war. Glücklicherweise war es dem Gesundheitsrath 1834 gelungen, Rath und Bürgerschaft zu bewegen Cour. Mark 3000 jährlich zu bewilligen für Salarirung der Medicinalpersonen auf dem Landgebiet, eine Summe, welche später noch um etwas erhöht wurde. Für dieses Gehalt waren die Aerzte verpflichtet, die Behandlung der ihnen zugewiesenen Armenkranken, die öffentliche Impfung, die Beaufsichtigung der Wundärzte und Hebammen ihres Districts zu übernehmen, Pfuschereien zur Anzeige zu bringen, die Leichenschau und Todesbezeugung zu besorgen und alle Vierteljahr auf einem ihnen gelieferten Meldebogen einen Bericht über die in ihrem District vorgekommenen Krankheiten, die von ihnen besorgten Entbindungen u. s. w. dem Landphysicus einzuschicken. Für vom Landherrn sonst von ihnen geforderte amtliche Dienstleistungen waren sie befugt gewisse Gebühren zu liquidiren, im Uebrigen aber auf den Ertrag der Praxis, der Impfung bei Bemittelten und, wenigstens bis zum Jahre 1848, einige von ihnen auf den Ertrag aus ihren Handapotheken angewiesen. Die von Buek im Auftrage des Gesundheitsraths ausgearbeitete „Instruction für die Medicinalpersonen auf dem Gebiet der Stadt Hamburg“ ward vom Senat genehmigt und 1835 publicirt. In demselben Jahre erschien auch die erste Auflage unserer Hamburgischen Pharmocopoe der „codex medicamentor. hamburgens.“ und das Medicinalgewicht wurde neu justirt und legalisirt.

Das gesammte Landgebiet war nunmehr in 10, später in 11 ärztliche Districte eingetheilt, wovon 4 auf die Geest-, 6 auf die Marschlande fielen.

Geestlande:

1) Eppendorf, umfasste das ganze ehemalige Gebiet des Klosters St. Johannis, also ausser Eppendorf selbst und Harvestehude, die Vogtei Rotherbaum, die Gegend vor dem Dammthor, welche vordem zu der Landherrenschaft vom Hamburgerberg gehörte, Eimsbüttel, Winterhude,

Borstel, Alsterdorf, Ohlsdorf, Fuhlsbüttel, Kl. Borstel und Langenhorn.

2) Barmbeck: der sogenannte mittlere Geestdistrict umfasste das ehemalige Oberaltengebiet, Barmbeck, Steilshop, Hohenfelde, die Gegend beim Lübschenbaum, Eilbeck und Uhlenhorst.

3) Hamm mit Horn, Borgfelde, Hammerdeich und Wandsbecker Chaussée.

4) Walddörfer: Wohldorf, Ohlstedt, Volksdorf, Farmsen und Berne, Gross und Klein Hansdorf, Schmalenbeck.

Im Gebiete der Marschlande waren 7 Districte:

1) Billwärder a/d. B.; 2) Moorfleth; 3) Allermöhe mit Reitbrook; 4) Ochsenwärder mit Tatenberg, Spadenland und der Insel Moorwärder; 5) Moorburg und Finkenwärder; 6) Billwärder Neuerdeich mit den Elbinseln Peute und Veddel, ausserdem 7) Steinwärder und der kleine Grasbrook.

Endlich gehörte noch der Hamburger Krauel, eine kleine Enclave oberhalb des Zollenspiekers zu den Marschlanden, auch in Bezug auf ärztliche Verwaltung. (Der 7. District ist erst gegen den Schluss von Buek's Physicat gebildet). Ausserdem gehörten zum Landphysicat sämmtliche Häfen.

Die meisten Marschdistricte stehen in Bezug auf Grösse gegen die der Geest zurück, mussten aber wegen der besonderen ärztlichen Verhältnisse, der schwierigen oder mangelnden Verbindungswege kleiner angeordnet werden. Das vom Staat für die Aerzte in den Marschdistricten ausgeworfene Gehalt war auch geringer als das der Aerzte in den viel ausgedehnteren Geestdistricten. Die Gleichstellung der Gehalte wurde 1849 durchgeführt. Nach der Grösse und sonstigen Beschaffenheit der Districte waren auch die Gehalte etwas verschieden und variirten zwischen Crt. Mark 300 und 500. Rechnet man dazu etwa Crt. Mark 200 für die Impfung bei Wohlhabenden und für liquidirte amtliche Spesen, so stellte sich das fixirte Einkommen der Aerzte auf ca. Crt. Mark 500 bis 700; das Uebrige musste die Praxis und so lange die Handapotheken bestanden der Ertrag aus diesen bringen. Für ihre Praxis beanspruchten die Aerzte den Schutz der Landherren und diese hielten auch strenge darauf, keinem nicht von ihnen concessionirten Arzt das Wohnen im Landgebiet zu gestatten, was später zu sehr erregten Verhandlungen zwischen den Stadtärzten und Landbehörden Anlass gab, wovon am geeigneten Ort noch die Rede sein wird; doch hat sich dies immer nur auf das eigentliche Landgebiet bezogen, in den Vorstädten haben die Patrone hiesigen approbirten Aerzten gegenüber niemals solche Befugnisse in Anspruch genommen. Sehr schwierig war es für Landärzte, in Krankheitsfällen, bei Reisen u. s. w. Vertretung zu finden; Buek beantragte deshalb beim Gesundheitsrath, durch Collectivbeiträge der Aerzte und einen Zuschuss vom Staat eine Casse zu errichten, um im gegebenen Falle einen Stellvertreter honoriren zu können. Der Gesundheitsrath lehnte den Antrag indess ab, weil er nicht glaubte beim Senat damit durchdringen zu können, erklärte sich aber seinerseits bereit, auf Antrag des Landphysicus, in dringlichen Fällen eine Geldhülfe aus seiner Casse zu leisten. Buek wünschte vorzugsweise Hamburgische Aerzte für die Districtsarztstellen zu gewinnen; es gelang ihm nicht immer und sah er sich zu öfteren Malen genöthigt fremde zu nehmen. Ebenso ging es mit Wundärzten und Hebammen, wenigstens anfangs, während später meist hiesige sich meldeten. Den fremden Medicinalpersonen wurde aber stets die schriftliche Verpflichtung auferlegt, jeden Anspruch auf spätere Verlegung des Wohnsitzes in die Stadt aufzugeben. So gelang es Buek allmählich die Grundlagen einer methodischen und in der Person des Landphysicus concentrirten Medicinalverwaltung herzustellen und das nöthige und zuverlässige ärztliche Personal dafür zu schaffen. Auch hinsichtlich der Vermehrung von Apotheken im Landgebiet machte man einige Fortschritte, doch waren die Landherren eher geneigt den Wünschen der Bevölkerung in Bezug darauf entgegenzukommen als der Gesundheitsrath, der, was neue Concessionen betraf, an gewissen Principien sehr fest hielt und deshalb Anträgen der Art nicht leicht zustimmte. Die in der Instruction von 1835 den Districtsärzten auferlegte Verpflichtung, allmonatlich eine Tabelle über den Krankheitszustand ihres Bezirks beim Landphysicus einzureichen, war an sich wohl geeignet diesem eine Uebersicht über den Gang des Landmedicinalwesens zu verschaffen, erreichte aber den Zweck doch nicht, da schon in den ersten Jahren die Monatslisten von den Aerzten unregelmässig, später garnicht mehr eingeliefert wurden. Theils lag die Schuld an der damaligen mangelhaften Postverbindung des Landes mit der Stadt, theils auch an der Ungeneigtheit der

Aerzte sich im Interesse der öffentlichen Gesundheitspflege Unbequemlichkeiten zu unterziehen. Wiederholt hat der Gesundheitsrath sämmtlichen Aerzten in Stadt und Land gewisse einzelne gesetzlich vorgeschriebene Meldungspflichten in Erinnerung bringen müssen. 1835 wurden sämmtliche Geburtshelfer daran erinnert, dass sie nach § 103 der Medicinal-Ordnung verpflichtet seien, die von ihnen beschafften Geburten auf einem ihnen gelieferten Formular zu melden. Dessen aber weigerten sich im Jahre 1836 33 von ihnen und verlangten, es solle dieser Paragraph für die Aerzte ausser Kraft gesetzt werden. Der Gesundheitsrath erklärte dazu nicht competent zu sein, auch einen Antrag der Art beim Senat nicht vertreten zu können und gab ihnen anheim, sich die Sache noch einmal zu überlegen, was die Herren dann auch gethan haben und später nicht wieder auf den Antrag zurückgekommen sind. Mehrere Male sind in dieser Zeit Gesuche auswärtiger Aerzte um Zulassung zur Praxis in unserer Stadt vorgekommen; der Gesundheitsrath hat sie aber jedesmal abgelehnt und erklärt, bei der schon so grossen Zahl hiesiger Stadtärzte die Aufnahme Fremder dem Senat nicht empfehlen zu können. Hierdurch veranlasst, hat sich die allmählich sehr verbreitete Ansicht gebildet, als ob eigentlich nur Hamburger ein Anrecht zur Praxis bei uns gehabt hätten, was niemals der Fall gewesen ist. Ehe die Medicinal-Ordnung von 1818 Gesetz wurde, konnte jeder in legitimer Weise promovirte Dr. med. sich um die Zulassung zur hiesigen Praxis bewerben. Der Physicus prüfte seine Legitimation und wenn er sie in guter Ordnung fand und dies dem Senate mittheilte, so wurde auch der Fremde, falls kein anderes Bedenken gegen ihn vorlag, unter die hiesigen Aerzte aufgenommen. Durch die Medicinal-Ordnung war darin eigentlich nichts geändert und nur für die sogenannten Practicanten war ein mündliches Examen erforderlich gemacht. Erst 1821 wurde durch die Verordnung über die Prüfung der Medicinalpersonen ein ordentliches Staatsexamen für alle Dres. med. vite promot., welche die Erlaubniss zur medicinischen Praxis in der Stadt Hamburg nachsuchen, gesetzlich eingeführt. Von einem Ausschluss der Nichthamburger war keine Rede und in Bezug auf fremde Aerzte, welche sich zeitweilig oder bleibend niederlassen wollten, blieb es bei der Bestimmung des § 28 der Medicinal-Ordnung, nur mit der Beschränkung, dass es dem Gesundheitsrath zustehe, falls er es für nöthig hält, die Zulassung vom Resultat einer Prüfung abhängig zu machen; erst dann werde der Senat dem fremden Arzt das Diplom für die hiesige Praxis ausfertigen lassen. Da nun aber in allen deutschen Staaten Staatsexamina eingerichtet wurden, hatte das zur Folge, dass Fremde zum hiesigen Examen sich nicht mehr meldeten und auch die Gesuche anderswo bereits approbirter Aerzte um Zulassung zur hiesigen Praxis sich ausserordentlich verringerten. Neu war jetzt nur bei der Begutachtung dahingehender Gesuche das Argument des Gesundheitsraths, dass die Zahl der hiesigen Aerzte schon gross genug sei und der Zulassung fremder nicht bedürfe; ein Argument welchem sich auch beinahe ausnahmslos der Senat anschloss. Daraus hat sich dann mit der Zeit eine Art Observanz gebildet, welche factisch so wirkte, als ob das Indigenat allein die rechtliche Voraussetzung für die Zulassung zum hiesigen Staatsexamen gewesen wäre, was in der That niemals gesetzlich ausgesprochen ist. Der Gesundheitsrath erklärte nur in solchen Fällen stets, es sind schon Aerzte genug, der Senat sagte placet und damit fiel der Antrag des Supplicanten.

Der Hebammenlehrer Dr. Plath, dessen Verdienste allgemein anerkannt wurden, beantragte unter anderen Verbesserungen im Hebammenwesen auch die schon in der Praxis befindlich gewesenen Frauen in bestimmten Zeiträumen wieder zu examiniren, was indess der Gesundheitsrath als zur Zeit noch nicht nothwendig ablehnte, seine anderen Vorschläge aber annahm. — Als der Patronus von St. Georg sich für berechtigt hielt, einen Mann, der nicht Wundarzt war, eine Barbier-Concession zu geben, opponirte der Gesundheitsrath und ging schliesslich an den Senat mit dem Gesuch, die Patrone und Landherren veranlassen zu wollen, bei derartigen Bewerbungen an den Wortlaut des § 115 der Medicinal-Ordnung sich zu halten, um Missbräuchen vorzubeugen, eine Auffassung, welcher der Senat beitrat und demgemäss verfügte.

Im Jahre 1839 stand auch bei uns der furor hydropathicus und die Priesnitzmanie in voller Blüthe, insbesondere war in St. Georg ein Oekonom Stuhlmann, der dafür Propaganda machte, sich als Natur- und Wasserarzt aufspielte und viel Zulauf hatte. Als damals ein Aufsatz in den Hamburger Nachrichten erscheinen sollte über den Nutzen kalter Waschungen bei akuten Exanthemen, wurde der Censor bedenklich und fragte beim Gesundheitsrath an, ob er das passiren lassen dürfe; dieser antwortete, er wolle brieflich die Aerzte um ihre Ansicht befragen. Die zarte Besorgniss, empfindliche Seelen nicht durch die Presse zu beunruhigen, hatte sich schon 1830 in einer sehr prägnanten Weise kund gegeben. Damals war es beschlossen worden, alle Monate eine Sterbeliste in den Hamburger Nachrichten zu publiciren; nach einiger Zeit aber unterliess man es wieder, weil, so lautet der Beschluss, solche Veröffentlichungen jungen Müttern leicht Schaden bringen könnten, eine zarte Rücksicht, welche die heutige Statistik schwerlich nehmen würde. Im Jahre 1840 wurde ein Mandat erlassen, dass alle die, welche auf früheren Besitz oder sonstige Erlaubniss begründete Ansprüche auf den Verkauf bestimmter Arzneien zu haben glauben, sich bei der Behörde melden sollen, unter Bezugnahme auf § 98 der Medicinal-Ordnung. Damit war denn ein allerdings etwas zaghafter Schritt gethan gegen den Vertrieb von Geheimmitteln, der insbesondere im Landgebiet in bedenklichster Art stattfand.

1840 bis 1845. Der Tod Dr. Sandtmann's, des Hospitalarztes am allgemeinen Krankenhause am 23. April 1839 gab Veranlassung zu ernstlichen Zerwürfnissen im Gesundheitsrath. Der Oberarzt der chirurgischen Station Dr. Fricke, ein vorzüglicher Chirurg und mit Recht weit über Hamburg hinaus berühmt, aber etwas ehrgeizig, wollte sich nicht wieder einem anderen vielleicht jüngeren Arzt unterordnen, umsoweniger als er zugleich Mitglied des Gesundheitsraths war. In Folge seines grossen Einflusses im Krankenhaus-Collegium liess dieses sich bewegen, ihn zum Hospitalarzt und für die innere Station und die Irrenabtheilung, denen beiden Sandtmann als Oberarzt vorgestanden hatte, je einen Oberarzt vorzuschlagen. Diesem Vorschlage traten Fricke's Collegen im Gesundheitsrath auf das Heftigste entgegen und setzten den Beschluss durch, beim Senat zu beantragen, es bei der bisherigen Einrichtung zu lassen und an Sandtmann's Stelle einen Hospitalarzt zu ernennen mit denselben Functionen, die dieser gehabt habe. Der Vorschlag, für die Irrenabtheilung einen besonderen Arzt zu erwählen, werde bis zu einer näheren Prüfung desselben wohl noch unerledigt bleiben können. Der Senat wählte nun Dr. Bülau und liess somit die alte Einrichtung bestehen. Jedenfalls wird man in diesem Falle den Gesundheitsrath nicht von dem Vorwurf freisprechen können, die Interessen der Irrenabtheilung seinerseits nicht genügend gewürdigt zu haben, da diese Station schon damals eines eigenen Oberarztes dringend benöthigt war und der so oft schon beantragte und immer wieder verschobene Neubau eines Irrenhauses durch die Wahl eines eigenen Oberarztes gewiss am besten gefördert wäre. Fricke, tief gekränkt und körperlich leidend, nahm einen längeren Urlaub und starb, ohne zurückgekehrt zu sein, 1861 in Neapel. Dr. Gerson hatte während seiner Abwesenheit ihn mit Zustimmung des Senats im allgemeinen Krankenhause und im Gesundheitsrath vertreten, trat aber schon, als er nach Fricke's Tode seinen Candidaten für die Stelle eines Oberarztes der chirurgischen Station nicht durchbringen konnte, von beiden Stellen zurück. Die Differenz wurde dadurch ausgeglichen, das der Senat den Candidaten Gerson's, Dr. Oppenheim, zum Mitglied für die Chirurgie im Cesundheitsrath ernannte. Zugleich beschloss derselbe, dass in Zukunft eine Kumulation dieser beiden Stellen nicht mehr stattfinden solle.

Der grosse Brand des Jahres 1842, der unser ganzes Staatsleben in lebhaftere Pulsation versetzte, war auch der Ausgangspunkt für reformatorische Anläufe zur Verbesserung unseres Medicinalwesens, welche aber nicht vom Gesundheitsrath, sondern vom ärztlichen Verein ausgingen. Die direkte Mitwirkung des ersteren bei den Reformen vielfacher Art, welche durch die gewaltige Katastrophe theils nur angeregt, theils wirklich ausgeführt wurden, war eine recht geringe. Man hätte erwarten dürfen, dass insbesondere für die sanitarische Seite des neuen Stadtplans die Mitarbeit der obersten Sanitätsbehörde in Anspruch genommen wäre, doch ist das nicht geschehen; nur indirect hat er sich an der wichtigen Sielfrage betheiligt, insofern Physicus Schleiden im Collegium seine Bedenken gegen die Lindley'schen Projecte in vier Punkten entwickelt, und verlangte, der Gesundheitsrath solle sich aus sanitarischen Gründen gegen die Ausmündung der Siele unter der Pulverthurmsbrücke erklären. Es gelang ihm indess nicht, das Collegium zu überzeugen, welches beschloss, seinerseits die Sache dem Senat, welcher sie einmal in die Hand genommen habe, auch ferner zu überlassen. Es erklärt sich dieser etwas matte Beschluss daraus, dass die Sielfrage, anstatt allseitig sachlich behandelt zu werden, Parteisache geworden war. Der

Umstand, dass die Flammen fast ein Drittheil der Stadt niedergelegt hatten, veranlasste eine Massenauswanderung nach den Vorstädten, in Gegenden vor den Thoren und bereitete damit die später in ungeahnten Verhältnissen dort wachsende Bevölkerung schon vor. Aerzte und Apotheker, welche durch den Brand ihr Domicil verloren hatten, suchten ausserhalb der Stadt einen neuen Wohnsitz, was man ihnen im Drange der Umstände nicht verbieten konnte. Dadurch entstand freilich zunächst ein grosser Riss in das Concessionswesen, der später nur nothdürftig wieder verklebt wurde. Der ärztliche Verein setzte seine erste Reformcommission ein (1843), man begann überall an den alten Traditionen zu rütteln, während der Gesundheitsrath den streng conservativen Standpunkt festhielt, jedenfalls den Neuerungen keine Sympathie entgegentrug; schon 1842 war ein Versuch von einer erheblichen Anzahl hiesiger Aerzte gemacht, ihn für ihre Ansicht zu gewinnen, dass § 25 der Medicinal-Ordnung jedem hier zugelassenen und in die hiesige Matrikel aufgenommenen Arzt das Recht gebe, sich in Stadt oder Gebiet niederzulassen, ohne dazu noch einer besonderen Concession zu bedürfen, wie das in neuerer Zeit die Landherren verlangten. Der Gesundheitsrath beschloss, den Senat um eine authentische Interpretation des § 117 und § 5 der Instruction für die Medicinalpersonen auf dem Gebiet der Stadt Hamburg, aus denen die Landherren ihre Befugniss ableiteten, anzugehen, doch möge dies vorher noch den Patronen und Landherren zur Meinungsäusserung vorgelegt werden. Durch den grossen Brand, der Wichtigeres zu thun gab, wurde die Entscheidung hinausgeschoben, kam aber ein paar Jahre später doch wieder zur Verhandlung.

In Folge der durch den Brand entstandenen grossen Wohnungsnoth waren eine Menge Leute gezwungen, ganz frische Neubauten zu beziehen, wovon man nicht ohne Grund nachtheilige Folgen befürchtete. Für die Beantwortung dieser Frage stand innerhalb der nächsten Jahre ein reichhaltiges Material zur Verfügung. Eine Commission des Gesundheitsraths wurde mit einer eingehenden Untersuchung beauftragt, unterzog sich der mühevollen Arbeit in eingehender Art und kam zu dem Resultat, dass irgend erhebliche Gesundheitsschädigungen sich nicht hätten nachweisen lassen.

Einen Beitrag zu den begründeten Reformbestrebungen lieferten 1843 auch die Aerzte durch die Mittheilung, dass sich die grosse Mehrzahl derselben zu einem Revers vereinigt habe, um ihrerseits die Uebelstände bei den Meldungen zu ärztlichen Stellen zu beseitigen; es hatten darüber mehrfache Verhandlungen im ärztlichen Verein stattgefunden. Es lässt sich nicht leugnen, dass die bisherige Art, in welcher die persönlichen Meldungen häufig angenommen wurden, nicht immer würdig und anständig erschien. Die Meinung der Aerzte über den Revers war indess bei weitem keine einstimmige und die Landärzte zumal wollten nicht viel davon wissen, doch wird man zugeben müssen, dass die Unterschrift des Reverses später jedenfalls einen vortheilhaften moralischen Druck ausgeübt hat.

Der fortgesetzte Unfug, welcher mit Verkaufen von Arzneien durch Unbefugte und deren marktschreierischen Anpreisung, der Verkauf von Giften, insbesondere Rattengift, durch die Krämer in arger Weise, weniger noch in der Stadt als im Landgebiet, getrieben wurde und schon vor Jahren (1839 Mandat d. 2./10) von der Polizei-Behörde mit Strafe bedroht war, ohne dass es einen sonderlichen Erfolg gehabt hätte, veranlasste den Gesundheitsrath zu wiederholten Malen sich darüber zu beschweren. Da ihm keine anderen Mittel zu Gebote standen, musste er sich hierauf beschränken, obschon alle Jahre die Klagen der Districtsärzte über das unverschämte und gefährliche Treiben der Arzneiverkäufer auf dem Lande sich wiederholten. Konnte die städtische Polizei den Unfug nicht hindern, so war die ländliche dazu ganz ausser Stande. Auch den Verfälschungen der Milch wendete der Gesundheitsrath seine Aufmerksamkeit zu und veranlasste die Polizeibehörde zu wiederholten Mandaten, die allerdings augenblicklich etwas Erfolg hatten, bald aber unbeachtet blieben. Die Medicinalpolizei ist schon damals, wie theilweise noch heute, unsere schwache Seite gewesen.

Die früher schon beschlossene Liste der Aerzte, Wundärzte und Hebammen in den Vorstädten und im Landgebiet kam endlich 1844 zu Stande und konnte nun für den Staatskalender benutzt werden.

Die Zulassung fremder Aerzte kam wiederum zur Sprache, als die Landschaft Billwärder a./d. B. eines Arztes bedurfte. Buek schlug vor, die Kammer möge für die Stelle ein Gehalt von Crt. Mark 500 bewilligen, da der Landherr nur Crt. Mark 200 für die Armenbehandlung geben könne; die Kammer lehnte aber jeden Zuschuss ab. Von den Hamburger Aerzten wollte keiner die Stelle nehmen, indess ein holsteinischer Landarzt Behrens fand sich auch für Crt. Mark 200 dazu bereit. Der Gesundheitsrath war nicht geneigt, darauf einzugehen, dass ein fremder Arzt sich auf unserm Gebiet wohnhaft niederlasse, höchstens wollte er erlauben, dass Behrens die Armenpraxis in Billwärder gegen Crt. Mark 200 Gehalt übernehme, dabei aber wie bisher im holsteinischen Steinbeck wohnen bleibe und sich für die Praxis auf unserem Gebiet unseren Medicinalgesetzen unterwerfe. Doch kaum nach Jahresfrist gab er seinen Widerstand auf und Behrens wurde 1844 zum ordentlichen Districtsarzt für Billwärder ernannt.

1845 bis 1853. Im Jahre 1845 hatte sich Dr. Ernst Friedr. Homann, ein sehr tüchtiger und insbesondere als Geburtshelfer geschätzter Arzt, der aber nicht ohne eigenes Verschulden in bedrängten Verhältnissen lebte, auf dem Billwärder-Ausschlag ohne landherrliche Concession häuslich niedergelassen, um von dort aus zu practisiren; auf Anrathen des Landphysicus erhob der Landherr dagegen Einspruch. Dr. Homann indess behauptete, dass Hamburger Aerzte nach § 25 der Medicinal-Ordnung berechtigt seien, zur Ausübung der ärztlichen Praxis zu wohnen wo sie wollten, sei es in der Stadt oder im Gebiet. Eine grosse Anzahl seiner städtischen Collegen stimmte ihm bei, insbesondere auch der ärztliche Verein, der bei diesem Anlass um so stärker vorging, als er schon seit längerer Zeit eine oppositionelle Stellung zum Gesundheitsrath eingenommen hatte. Der Landherr und mit ihm der Landphysicus bestritten ihrerseits, auf Grund des § 117 der Medicinal-Ordnung und § 5 der Instruction für die Medicinalpersonen auf dem Gebiet, den hiesigen Aerzten das Recht, ohne landherrliche Concession auf dem Landgebiet zu wohnen und dort Praxis zu treiben; dabei hatten sie sämmtliche Landärzte auf ihrer Seite. Somit war nun die schon 1841 erhobene und damals bei Seite gelegte Controverse aus einer akademischen Frage zu einer sehr realen und lebendigen geworden; sie wurde vom Senat und von den Oberalten erwogen und die §§ 25 und 117 im Sinne des Landherrn und Landphysicus interpretirt. Trotzdem blieb Homann wo er war, setzte die Praxis fort und die Landbehörde liess ihn gewähren, was denn recht bald unangenehme Folgen hatte. Man wollte nicht durchgreifen, peinliches Aufsehen vermeiden, anstatt nun, da die Entscheidung einmal gefallen war, die Sache zum Austrag zu bringen und Homann nöthigenfalls zu zwingen, sich dem was Recht geworden war zu beugen. Statt dessen wollte man die Autorität der Behörde in anderer Weise wahren. Man legte Homann Hindernisse in den Weg und entschloss sich endlich zu einem sehr bedenklichen Schritt. Ein Bauer in Billwärder, den er behandelt hatte, starb und jetzt bekam der Küster den Befehl, einen von Dr. Homann ausgestellten Todesschein zurückzuweisen. Der Todte wurde, da in der Sommerzeit die Leiche nicht zu halten war, ohne beigebrachtes Todesattest beerdigt. Darüber entstand begreiflicherweise unter Aerzten und Publikum ein gewaltiger Lärm und zwar nicht ohne Grund; denn nach § 15 der Medicinal-Ordnung darf keine Beerdigung stattfinden, wenn nicht ein ordnungsmässiges ärztliches Todesattest vorliegt. Das Recht ein Todesattest auszustellen, steht einzig und allein dem Arzt zu, welcher den Verstorbenen im Leben behandelt hat. Wo keine Krankheit vorhergegangen, keine ärztliche Behandlung stattgefunden hat, sind nur ärztliche Beamte dazu befugt. Mit der Nichtbeachtung dieser bestimmten gesetzlichen Vorschrift hatte der Landherr sowohl wie der Landphysicus den legalen Boden verlassen. Letzterer hatte allerdings, da in Billwärder eine Vacanz war, einen benachbarten Districtsarzt angewiesen, die Todtenschau vorzunehmen und das Attest auszustellen, dieser aber wohlbedachter Weise sich gehütet der Weisung Folge zu leisten. Wenn schon Buek zweifellos im guten Glauben und mit der Absicht das Beste zu wollen gehandelt hat, so wird man ihm doch in der Art wie er den Homann'schen Fall erledigte nicht beistimmen können, wenn auch seine Gegner in ihren Angriffen gegen ihn ihrerseits viel zu weit gingen. Buek glaubte in Homann's Vorgehen einen ungesetzlichen Eingriff in die Rechte der Districtsärzte zu erkennen und je grössere Mühe es ihn gekostet hatte, tüchtige Männer für Stellen zu gewinnen, welche bei geringem Gehalt nur wenig Praxisverdienst abwarfen, umsomehr hielt er sich verpflichtet, ihre Interessen in Schutz zu nehmen; allerdings hat er dabei den richtigen Weg verfehlt. Da Dr. Homann bald darauf starb, war mit ihm der Stein des Anstosses aus dem Wege geräumt, aber die Missstimmung der Aerzte, insbesondere im Schoosse des ärztlichen Vereins immer grösser geworden. Der Ruf nach einer gründlichen Reform unseres Medicinalwesens wurde immer lauter und er war, das lässt sich nicht verkennen, keineswegs unberechtigt. In mehreren Staaten Deutschlands hatte man die ersten Schritte gethan zu einer geordneten öffentlichen Sanitätspflege und auch bei uns regte sich, allerdings mehr unter den jüngeren als bei den älteren Aerzten und beim Publicum, das Bestreben damit zu beginnen. Es war ganz richtig, wenn man behauptete, dass die bestehende Organisation des Gesundheitsraths nicht geeignet sei, solche Zwecke zu fördern und ebenso richtig war es, dass die Mehrzahl der damaligen Mitglieder dieses Collegiums wesentlichen Reformen grade keine Sympathien entgegentrage; trotzdem hätte der Gesundheitsrath immer noch mehr leisten und erreichen können, wenn er eine richtige Politik befolgt hätte. Dass er das nicht that und es insbesondere immer versäumt hatte mit dem ärztlichen Verein, dem die grosse Mehrzahl der Aerzte, ausnahmslos alle bedeutenden und einflussreichen, angehörten, in steter Fühlung zu bleiben, war entschieden ein Fehler. Im Einverständniss mit ihm und mit seiner Unterstützung hätte der Gesundheitsrath Manches durchsetzen können und jedenfalls an ihm bei seinen Vorschlägen einen gewichtigen Rückhalt gehabt. Diese Versäumniss des Gesundheitsraths hat die Reform unseres Medicinalwesens um mehre Jahrzehnte aufgehalten. Dass der ärztliche Verein, auf sich allein angewiesen, sie auch nicht zu Stande bringen konnte, hat sich deutlich herausgestellt, als seine 1843 hitzig begonnenen Reformanläufe so resultatlos im Jahre 1847 in den Sand verliefen; aber viribus unitis wäre wohl damals schon Etwas zu erreichen gewesen.

Gegen den Schluss des Jahrzehnts machten Hydro- und Homöopathen wieder der Behörde viel zu schaffen, sowohl in der Stadt als auf dem Lande. Dem Gesundheitsrath machte das scandalöse Treiben des Dr. Ed. Krüger viel Mühe und Verdruss, besonders dadurch, dass er in durchaus unbefugter Weise als Hebammenlehrer auftrat, einen Cursus für diese Frauen einrichtete und die von ihm angeblich Ausgelernten veranlasste, vom Gesundheitsrath eine Concession zu verlangen. Nach den bestehenden Gesetzen musste dieser einen solchen Anspruch zurückweisen.

Trotzdem siedelten solche sich Hebammen nennende Frauen ohne Concession in verschiedenen Landdistricten an; wurden sie dafür dann gesetzlich zur Verantwortung gezogen, so unterstützte sie Dr. Krüger in der ungebührlichsten Weise und griff in der Localpresse den Gesundheitsrath auf das Gröblichste an. Krüger's Anlagen waren nicht unbedeutend, sein Wissen sehr gering, seine Anmassung ohne Grenzen, sein Auftreten in Wort und Schrift brutal. Auch verschiedene Magnetiseure, Wurmdoctoren und ähnliche Subjecte machten gewaltigen Scandal. Die Aerzte drängten den Gesundheitsrath dem Unwesen zu steuern, aber nicht allein das gläubige Publicum patronisirte die Zauberer, sondern selbst in hohen Regionen fanden sie vereinzelt Beschützer und somit half es nicht viel wenn einige, die es zu arg trieben, mit Geld, selbst mit Gefängniss bestraft wurden.

Recht schwierig war es damals, für zweifellos wichtige sanitarische Interessen aus der Staatscasse Geld zu erhalten. Als der für Dr. Plath eingesetzte Hebammenlehrer Dr. Steitz beim Gesundheitsrath beantragt hatte, es möge eine für den Hebammen-Unterricht dringend nothwendige Entbindungs-Anstalt von Staatswegen wieder eingerichtet werden, da der frühere Ammensaal 1842 abgebrannt sei, glaubte der Gesundheitsrath, obschon er das Bedürfniss voll anerkannte, doch wegen der ihm bekannt gewordenen bedrängten staatlichen Finanzlage, nicht den Antrag befürworten zu können und unterliess den Versuch dazu.

Es gab überhaupt Bedenken mancherlei Art. Als 1847 von hiesigen jüdischen Aerzten beim Gesundheitsrath in Anregung gebracht wurde, ob es sich aus sanitarischen Gründen nicht empfehle, bei der Beschneidung das Aussaugen der Wunde abzuschaffen, befürwortete dieser den Antrag beim Senat, welcher zwar zugeben wollte, dass die Bedenken nicht ganz unbegründet seien, die Sache selbst aber doch für jetzt auf sich beruhen bleiben möge, weil einerseits eine wirklich vorgekommene Gesundheitsschädigung bei uns nicht nachgewiesen wäre und ein Verbot bei strenggläubigen Israeliten leicht grosses Aergerniss hervorrufen könne.

Im Jahre 1848 ging dem Senat eine von vielen hiesigen Aerzten unterzeichnete Supplik zu, worin diese unter Hinweis auf die Mängel unseres Medicinalwesens eine Reform desselben, insbesondere auch des Gesundheitsraths, verlangten. Es war damals die Zeit des sogenannten Völkerfrühlings und die Lüfte von oben her wehten sehr sanft. Der Senat gab den Bescheid, es sei die Supplik mit ihren Beschwerden und Anträgen an eine Commission zu verweisen, bestehend aus zwei Mitgliedern des Gesundheitsraths, worunter der Landphysicus, und zwei von den Aerzten selbst zu wählenden Mitgliedern; über das Resultat solle ihm dann Bericht erstattet werden. Als die Aerzte die Theilnahme an dieser Commission ablehnten, ermannte sich der Gesundheitsrath und beschloss, die Sache allein in die Hand zu nehmen, ohne seinerseits aber zu einem Resultat zu gelangen. Es war aber in demselben Jahr, in dem eine schlimme Cholera-Epidemie der Sanitätsbehörde viel zu schaffen machte, umsomehr als sie kaum im März 1841 für erloschen erklärt, nach etwa 4 Wochen wieder heftiger als vorher zum Ausbruch kam. Buek war mit Arbeit überhäuft und hatte schwere Tage, weil Physicus Schleiden erkrankt war und Ende 1849 aufhörte zu fungiren. Dr. Kunhardt und Dr. Oppenheim erkrankten 1850 so bedenklich, dass jede Aussicht auf Besserung verloren ging. Die ganze Arbeitslast ruhte eine Zeitlang einzig auf Buek's Schultern und nur seine unermüdliche riesige Arbeitskraft vermochte sie zu bewältigen. Es wurde dann allerdings provisorisch Ersatz geschafft, indem Dr. Gaedechens für Dr. Kunhardt und Dr. Knorre für Dr. Oppenheim eintraten. Im Juni 1850 wählte der Senat für den mittlerweile verstorbenen Oppenheim, Dr. Tüngel zum chirurgischen und im August Dr. Albers an Kunhardt's Stelle zum geburtshülflichen Mitglied des Gesundheitsraths. Zumal mit Tüngel trat eine junge Kraft und zugleich ein Vertreter der modernen Medicin, wie sie sich in den dreissiger Jahren aus der Wiener Schule glänzend und siegreich hervorgearbeitet hatte, in das Collegium ein. In unserm kleinen Staat war Alles in voller Gährung; Reform war die Losung des Tages und nun sollte auch mit der Reform des Medicinalwesens endlich Ernst gemacht werden. Der Entwurf einer Medicinal-Ordnung, verfasst von der im Auftrage des ärztlichen Vereins dazu niedergesetzten Commission, war schon 1849 erschienen, wenn auch der Entwurf selbst vom ärztlichen Verein nicht angenommen war. Die damals massgebende Neuner-Commission, deren Mandat es war, den ganzen Freistaat zu reformiren, hatte ihrerseits auch schon die Frage einer Reform der obersten Medicinalbehörde berathen und Vorschläge zu Veränderungen entworfen, welche sie dem Gesundheitsrath zur Kenntniss brachte. Dieser beauftragte Physicus Buek und Dr. Tüngel mit der Berichterstattung darüber. Letzterer schlug in der That vor, das Collegium an Haupt und Gliedern zu reformiren, es lediglich aus Sachverständigen (Aerzten) zusammenzusetzen und ihm eine ausgedehnte selbstständige Initiative zu geben, während Buek den conservativen Standpunkt vertrat und nur im Einzelnen Concessionen machen wollte. Der Gesundheitsrath erkannte dankbar an, dass Tüngel's Vorschläge manches für sich hätten, beschloss indess mit grosser Majorität, der Neuner-Commission zu erklären, er sei nach reiflicher Erwägung der Ansicht, es im Wesentlichen bei der alten bewährten Organisation zu belassen, aber je nach den veränderten Verhältnissen die Medicinal-Ordnung umzugestalten. Tüngel war in der That zu eifrig gewesen, hatte noch keinen festen Fuss im Collegium gefasst und als ihm das später gelungen war, wehten keine Reformlüfte mehr; so blieben die Sachen in der Hauptsache wie sie waren.

Die Oberalten äusserten im Februar 1851 dem Senat ein gewiss wohlgemeintes Bedenken darüber, dass die Physici Geisteskranke erst dann untersuchten, wenn sie bereits in der Irrenstation seien. Ihrer Ansicht nach wäre es zweckmässiger, jeden Geisteskranken, ehe er dorthin gebracht werde, erst vom Physicus untersuchen und durch ihn die Frage entscheiden zu lassen. Auf die Erwiderung des Gesundheitsraths an den Senat, dass der Vorschlag der Oberalten, wenn auch wohlgemeint, doch der wirklichen Sachlage nach bedenklich und zweckwidrig sei, erklärte dieser, dass auch er ihn nicht annehmbar fände, wobei sie sich dann auch beruhigten.

Buek's Amtsthätigkeit als Landphysicus schloss mit einer Art von Niederlage. Der Landherr der Geestlande war auf wiederholte Suppliken der seit dem Brande erheblich gesteigerten Bevölkerung vor dem Dammthor und Lübeckerthor nicht abgeneigt, dort Apotheken-Concessionen zu ertheilen. Buek trat dem sehr bestimmt entgegen, weil seiner Ansicht nach kein wirkliches Bedürfniss vorliege und andere Apotheken nahe genug seien; der Gesundheitsrath stimmte ihm bei und erklärte sich gegen Ertheilung der Concessionen. Trotzdem entschied der Senat die streitige Frage gegen ihn zu Gunsten des Landherrn und der Supplicanten. Es wurden demgemäss drei Concessionen, für den Rothenbaum, für Hohenfelde und für Moorfleth ertheilt.

Da Physicus Schleiden gegen Ende 1850 seine Entlassung beantragt hatte, wurde eine Neuwahl nöthig und Dr. Gernet vom Senat an seine Stelle gewählt.

Aerzte. Beim Antritt seines Physicats fand Buek nur zwei Aerzte vor, einen in Eppendorf und einen in Moorburg; was sich sonst dort Landarzt nannte, waren Individuen von zum Theil sehr zweifelhafter Qualität. Mittelst der Anfang der dreissiger Jahre schon theilweise durchgeführten Eintheilung des Gebiets in Patronate und Landherrenschaften liessen sich nun bestimmte ärztliche Districte einrichten und mit Hülfe der von Rath und Bürgerschaft bewilligten Gelder konnte man auch Aerzten ein immerhin bescheidenes Gehalt aussetzen. Auf diese Weise war jetzt der Weg gebahnt, allmählich jüngere wissenschaftlich gebildete und practisch gut vorbereitete Mediciner als Districtsärzte zu gewinnen. Es ist Buek's unausgesetztem Bemühen zu verdanken, dass, als er das Amt in andere Hände legte, fast alle Districte mit ordentlichen Aerzten versehen waren.

In der Vorstadt St. Georg stieg die Zahl der Aerzte anfangs nur langsam, nach dem Brand von 1842 aber erheblich rascher, die Zahl hatte sich von 3 im Jahre 1832 auf 9 im Jahre 1850 erhöht, abgesehen von den Aerzten im allgemeinen Krankenhause. Die Aerzte in St. Georg bedurften keiner Concession, ebensowenig die in St. Pauli. Ihre Zahl würde sich wohl noch mehr gehoben haben, wenn nicht zwischen Stadt und Vorstadt die Barrière der Thorsperre gelegen hätte. Aehnlich verhielt es sich in der Vorstadt St. Pauli. Während im Jahre 1832 dort nur ein paar Aerzte practisirten, war 1850 deren Zahl auf 9 gestiegen und unter ihnen befanden sich sehr achtbare und tüchtige Männer, was in früherer Zeit nicht immer der Fall war. Fast ausnahmslos aber wohnten sie im südlichen Theile der Vorstadt, welcher damals durch Reeperbahn und Heiligengeistfeld fast vollständig vom nördlichen getrennt war; für dessen derzeit sehr arme Bevölkerung wollte sich selbst gegen Gehalt kein ordentlicher Arzt finden und man war, was man damals sehr ungern that, genöthigt auf das Anerbieten eines älteren fremden Arztes, die Armenpraxis besorgen zu wollen, einzugehen. Der Entschluss belohnte sich; Dr. Etzdorf war ein ebenso tüchtiger als humaner

Arzt. In ganz St. Pauli hatten aber Altonaer Aerzte immer noch einen erheblichen Theil der Praxis in Händen.

In den 4 Geestdistricten vertheilten sich die Aerzte allmählich iu folgender Weise:

1) Eppendorf. Hier war bereits vor der neuen Eintheilung des Gebiets, seit 1825 Dr. Eggers als Klosterarzt für die Armenpraxis angestellt mit der Verpflichtung, eine Hausapotheke zu halten; ein ziemlich wohlunterrichteter Mann und guter Practicus. Er wurde nun Districtsarzt und blieb es bis zum Jahre 1845. Nicht ohne sein eigenes Verschulden nahm der Landherr ihm die Concession. Dies gab dem Gesundheitsrath Anlass zu einer Beschwerde, dass die Landbehörde bevor sie zur Entlassung schritt nicht sein Gutachten eingefordert habe. Der Landherr erkannte die formelle Berechtigung an, entschuldigte aber sein Verfahren durch die Dringlichkeit des Falles. An Egger's Stelle wurde Dr. Niebuhr, der bis dahin in Ochsenwärder gewesen, Districtsarzt, der seinen Amtspflichten in vorzüglicher Weise stets nachkam. Er starb 1852. — Gleich nach dem Brande 1842 hatte Dr. Kauffmann, der sein Domizil in der Stadt verloren hatte, in Eppendorf ein neues gefunden und ohne Concession dort practisirt. Mit Rücksicht auf die besondere Veranlassung liess der Landherr dies längere Zeit hingehen, veranlasste ihn indess später, die Concession nachzusuchen, welche er auch erhielt, selbstverständlich nicht als Districtsarzt. Ebenso hatte sich 1842 Dr. Walther in der Vogtei Rotherbaum niedergelassen und wurde in ähnlicher Weise später concessionirt. Der Eppendorfer District hatte eine grosse Ausdehnung; das feste Gehalt betrug Crt. Mark 400. Die Gelegenheit für einträgliche Privatpraxis war, richtig benutzt, sehr günstig. Der Vortheil der Hausapotheke hatte schon 1839 durch Einrichtung einer Apotheke aufgehört. In Borstel wohnte das Mitglied des Gesundheits-Raths für die Examinationscommission Dr. Schröder und leistete, wenn er auch die eigentliche Praxis aufgegeben hatte, doch gelegentlich Hülfe, wenn sie von ihm erbeten ward. Somit waren im 4. Jahrzehnt im District Eppendorf schon 4 ordentliche Aerzte. Für Eimsbüttel war durch die in nächster Nähe wohnenden holsteinischen Aerzte Dres. Boeneck und Piraly einigermassen gesorgt, wennschon die amtlichen Geschäfte und die dortige Armenpraxis von dem ziemlich weit entfernten Eppendorfer Districtsarzt wahr-

genommen werden mussten. 2) Der District Barmbeck, der s. g. mittlere Geestdistrict, hatte 1837 an Dr. Hartmann einen sehr tüchtigen und strebsamen Arzt erhalten. Seine Befugniss eine Handapotheke zu halten dauerte bis 1851, in welchem Jahre sie theilweise einging, weil auf Hohenfelde eine Apotheke concessionirt wurde. Als 1842 das Werk- und Armenhaus nach der Uhlenhorst verlegt war, leistete dessen Arzt Dr. Friedländer bereitwillig den Kranken in dieser Gegend, welche sich nun rasch besiedelte, seinen Beistand und in noch grösserem Umfange that dies sein Nachfolger an der Anstalt Dr. El. Ruben, der auch 1850 vom Landherrn eigends concessionirt ward. Das Gehalt des Districtsarztes betrug Crt. Mark 350, die Gelegenheit für lohnende Privatpraxis war günstig und verbesserte sich von Jahr zu Jahr. 3) Im District Hamm und Horn fand Buek sehr traurige Zustände. Ein dem Trunk verfallener Landchirurg fungirte dort als Arzt; ihm wurde die Concession genommen und 1825 Dr. Radecke als Districtsarzt eingesetzt. Sehr bald kam ein tüchtiger Wundarzt dorthin und einer Handapotheke bedurfte es nicht, weil bereits 1829 in Hamm eine ordentliche Apotheke errichtet war. Nach seinem Tode 1850 folgte ihm Dr. Kraft, der bis dahin Arzt in Moorburg gewesen war. Das Gehalt betrug Crt. Mark 300, die Gelegenheit für Privatpraxis war günstig.

4) Der District der Walddörfer war nicht der Art einen tüchtigen Arzt zu verlocken dort eine Concession nachzusuchen. Er bestand aus mehreren stundenweit von einander entfernten Dörfern, Enclaven innerhalb des holsteinischen Gebiets und aus einer Bevölkerung von Bauern, deren Mehrzahl nicht wohlhabend war; ausserdem befanden sich die Verbindungswege in bedenklicher Verfassung und einige der in der Nähe wohnenden holsteinischen Aerzte hatten von der Praxis, die überhaupt etwas einbrachte, das Meiste. Es gelang deshalb nur im Jahre 1831 für diese districtsärztliche Stelle einen Landchirurgen zu gewinnen. Landwer, ein nicht ungeschickter Practiker, war Compagnie-Chirurg gewesen und hatte die Befugniss, eine Handapotheke zu halten, von der er aber einen bescheidenen Gebrauch machte.

In den Marschlanden gab es:

1) den District Moorburg mit der Insel Finkenwärder. Schon im Jahre 1831 unter dem Eindruck der Choleraangst hatte, wie schon erwähnt, die Gemeinde Moorburg aus eigner Initiative

den cand. med. Schreyer zum Arzt sich erwählt. Es gelang ihm bald das Vertrauen der Leute zu gewinnen, so dass, als 1834 die Gehalte für die Medicinalpersonen im Landgebiete bewilligt waren, Schreyer mit Crt. Mark 300 Gehalt Districtsarzt für Moorburg und Finkenwärder wurde. Seit 1834 bestand in Moorburg eine Apotheke, bis dahin hatte Schreyer selbst dispensirt. Der Posten war sehr mühselig weil die stark bevölkerte Insel Finkenwärder ziemlich entfernt liegt und bei Unwetter, zumal im Winter, nur unter grossen Beschwerden erreicht werden kann. Als Fremder war Schreyer nur unter der Bedingung vom Gesundheits-Rath zugelassen, niemals den Anspruch zu erheben Stadtarzt zu werden. Aus Rücksicht auf den beschwerlichen Posten, den er 14 Jahre lang treulich besorgt hatte und auf seine Gesundheit, welche den damit verbundenen Strapazen nicht mehr gewachsen war, wurde er indess auf sein Gesuch im Jahre 1849 unter die Stadtärzte aufgenommen, aber weil er zum Dr. med. in absentia promovirt war, im Staatskalender nur als Medic. Practicus aufgeführt. Sein Nachfolger war Dr. Kraft, der aber schon 1850 nach Hamm versetzt wurde. An dessen Stelle wurde dann Dr. Heymer Districtsarzt.

2) Der District Ochsenwärder erhielt 1837 an Dr. Niebuhr den ersten Districtsarzt. Das Gehalt betrug Crt. Mark 400 mit der Befugniss eine Handapotheke zu halten, was an dieser Stelle sich als recht einträglich auswies. Der District ist einer der grössten und wohlhabendsten in den Marschlanden und lässt weitere Praxis in der Umgebung, zumal in dem grossen Kirchwärder zu. Sie ist aber ziemlich beschwerlich weil alle Wohnungen am Deich liegen und die wenigen Querstrassen einen grossen Theil des Jahres hindurch nahezu unpassirbar sind, was auch für die meisten anderen Marschdistricte gilt. Gesundheitsrücksichten veranlassten Niebuhr, als im Jahre 1846 der Eppendorfer District freikam, sich um die dortige Concession zu bewerben; er erhielt sie, sein Nachfolger wurde Dr. Siemssen. Der Landherr hatte diesem die Concession ertheilt ohne vorher das Gutachten des Gesundheitsraths über die Bewerber einzuholen, auch überhaupt die Vacanz nicht bekannt gemacht. Dieser nun gab dem Landherrn anheim, ob es nicht überhaupt correcter sei, bei eintretenden Vacanzen eine freie Concurrenz eintreten zu lassen.

Dies ist denn auch später in ähnlichen Fällen ausnahmslos geschehen.

3) Moorfleth, ein verhältnissmässig kleiner, aber langgestreckter District, war bis 1848 unter der ärztlichen Verwaltung des sehr tüchtigen Landchirurgen Bischoff. Als er an der Cholera gestorben war, wurde Dr. Adolph Ruben dort Districtsarzt, gab aber kaum nach Jahresfrist den Posten auf und wurde im April 1839 durch Dr. Bahlke ersetzt, der noch heute dort fungirt. Das Gehalt betrug Crt. Mark 400. Eine Handapotheke konnte er nicht haben, da schon seit 1848 in Moorfleth eine Apotheke errichtet war.

4) In Allermöhe wurde schon 1834 Dr. Nölting Districtsarzt. Da das Kirchspiel unmittelbar an die wohlhabenden Vierlande grenzt und auch die Landschaft Reitbrook zum District gehört, war hier eine günstige Gelegenheit für eine einträgliche Landpraxis, umsomehr als der Arzt in Allermöhe bis 1849 eine Handapotheke halten durfte, welche Dr. Nölting zu einer wirklichen Apotheke herausgearbeitet hatte, die aus weiterer Umgebung in Anspruch genommen wurde und ziemlich viel einbrachte. Es musste ihm auch der in Moorfleth 1849 concessionirte Apotheker eine reichliche Abstandssumme für das Aufgeben der Handapotheke zahlen. Das Gehalt der Stelle betrug Crt. Mark 400.

5) Der District Billwärder a./d. Bille machte hinsichtlich der Besetzung mit einem tüchtigen Districtsarzt die meiste Schwierigkeit; schon die localen Verhältnisse waren ungünstig. Die Landschaft zieht sich über 1½ Meilen am Deich hin und hatte doch nur eine Seelenzahl von etwas über 2000. Mit den holsteinischen Dörfern am rechten Billufer ist sie auf der ganzen Strecke nur durch zwei Brücken verbunden. Die Aussicht auf einen ausreichenden Verdienst durch Praxis war sehr zweifelhafter Natur und so kam es, dass bis zum Anfang der dreissiger Jahre nur wenig Aerzte dort ihr Heil versuchten und wenn sie es gethan, die Stelle bald wieder verliessen. — Zu Anfang von Buek's Physicat trieb ein etwas berüchtigter Practicant Möller, der sich Doctor nennen liess, dort sein Wesen, siedelte aber dann in ein benachbartes holsteinisches Dorf über. Insbesondere traten obige Mängel zu Tage als 1842 der sehr tüchtige und zuverlässige Landchirurg Diosegy starb, für den es gewiss rühmlich spricht, dass er Mitglied des ärztlichen Vereins war. 1843 versuchte

man es, weil kein hiesiger nach Billwärder wollte, mit einem holsteinischen Arzt aus Steinbeck, Dr. Behrens, wovon schon bei dem Capitel „Verwaltung" die Rede war. Nach ca. 1½ Jahren gab er die Stelle auf. Es kam wieder ein fremder, Dr. Hartmann, allerdings ohne Concession, den aber der Landherr gewähren liess, weil kein anderer zu finden war. Auch er verliess Billwärder schon nach 2 Jahren. Als Buek das Landphysicat abgab war schon geraume Zeit eine Vacanz vorhanden. Das Gehalt betrug Courant-Mark 300.

Unter dem Landherrn der Marschlande standen ferner noch:

6) der Billwärder Neuedeich mit den Elbinseln Veddel und Peute, ohne damals einen eigentlichen ärztlichen District zu bilden. Dr. Kuntze vom Stadtdeich war hier vom Landherrn für die Armenpraxis angestellt, bezog dafür ein Gehalt von Crt.-Mark 200 und bekam dann noch einen Zuschuss von Courant-Mark 100 für öffentliche Impfung und Todtenschau bei Personen, die ohne ärztliche Behandlung verstorben waren.

Auch Grasbrook und Steinwärder gehörten zur Landherrenschaft der Marschlande. Bald nach dem Brand von 1842 fing man an dem letzteren zumal eine grössere Aufmerksamkeit zuzuwenden. Es entstanden dort grosse gewerbliche Anlagen und die Bevölkerung stieg rasch. Zur Zeit der Cholera 1848 war diese in grosser Furcht wegen der Trennung von der Stadt durch die breite Norderelbe und verlangte dringend einen Arzt; kein Hamburger wollte hinüber und so nahm man das Anerbieten eines Altonaer Arztes, Dr. Peine, sich bis auf Weiteres dort niederzulassen, gern an. Man erliess ihm das hiesige Staatsexamen.

Im Krauel, einer kleinen Hamburgischen Enclave oberhalb der Vierlande, wurde dem beiderstädtischen Arzt aus Kirchwärder die Armenpraxis gegen ein Honorar von Courant-Mark 50 übergeben mit der Verpflichtung, den dort concessionirten aber wegen Pfuscherei schon zu öfteren Malen in Untersuchung gewesenen Wundarzt 3. Cl., Voigt, auf die Finger zu sehen.

Wundärzte. Mehr Schwierigkeiten als die Beschaffung tüchtiger Aerzte machte oftmals die von zuverlässigen Wundärzten. Bei der Neugestaltung der Verwaltung in den Vorstädten und im Landgebiet war es bestimmt, dass dort nur Wundärzte erster und dritter Classe zulässig seien, die zweite Classe aber ganz ausfallen solle; sehr bald aber zeigte sich, dass für das Landgebiet die erste Classe gar nicht und die zweite nur für einige gut bevölkerte und wohlhabende Districte zu haben war. Schon 1835 beantragte deshalb Buek im Gesundheitsrath, für die Vorstädte wenigstens die städtische Einrichtung beizubehalten, was denn sehr bald auch für das ganze Landgebiet zur Geltung kam. So lange noch Landchirurgen alten Styls vorhanden waren, etwa bis Mitte der vierziger Jahre (nur zwei blieben darüber hinaus in Thätigkeit), war der Mangel an Wundärzten weniger fühlbar, wurde es aber, als Aerzte angestellt wurden. Wundärzte zweiter Classe aus der Stadt hatten, obschon ihre Zahl recht gross war, immer noch in Stadt und Vorstädten bessere Aussicht als in den kleinen Districten, wo ihnen bei elendem Gehalt nur ein klägliches Brot geboten werden konnte. Die Wundärzte dritter Classe waren ärztlich nur für die niedrigsten chirurgischen Hülfsleistungen zu verwenden und für den eigentlichen Erwerb auf Rasiren und Haarschneiden angewiesen; sie spielten sich aber nur gar zu gern, was indess auch theilweise von anderen Classen gilt, als Aerzte auf und trieben Pfuscherei, wozu Vorstädte und Landgebiet ihnen Gelegenheit genug darboten. Somit war der Zustand im Wesentlichen durchaus nicht befriedigend.

In St. Georg gab es im dritten Jahrzehnt nur zwei zuverlässige Wundärzte und einen auf dem Stadtdeich, der auch die Praxis auf dem Billwärder Neuendeich, auf der Veddel und Peute besorgte; in St. Georg Buck und Röcker, auf dem Deich Hennike und Lemmer. Später kam in die letztere Stelle der tüchtige Schenck. Als Buek abging, gab es in St. Georg 4 Wundärzte zweiter und zwei dritter Classe, auf dem Stadtdeich zwei zweiter Classe, Herpich und Ebeling; Letzterem, dem, obschon nicht ungeschickt, schliesslich wegen Trunkfälligkeit und weil er ärztlicher Kuren sich unterfangen hatte, die Praxis untersagt wurde, folgte Wundarzt Jachner.

In St. Pauli war bereits 1834 als Wundarzt erster Classe und zugleich als Geburtshelfer der sehr tüchtige Tempel concessionirt; ein Jahr später supplicirte er, das ärztliche Examen machen zu dürfen, bestand es gut und wurde, unter der Verpflichtung in St. Pauli zu bleiben, als med. Practicus in die Liste der hiesigen Aerzte aufgenommen. Um dieselbe Zeit erhielt auch als Wundarzt erster Classe Buchwald eine Concession. Ausser ihm gab es eine Anzahl Wundärzte dritter Classe. Ganz ohne diese letzteren, deren Leistungsfähigkeit immerhin sehr problematisch war, befand sich der damals meist von armen Leuten bewohnte nördliche Theil der Vorstadt, bei der Oelmühle genannt. Ein gewisser Pritzbuer, dritter Classe, trieb später eine längere Zeit hier sein Unwesen. Nach seinem Tode suchte der tüchtige Wundarzt zweiter Classe, Lauritz Ravn, um eine Concession nach, hielt es aber nicht lange aus und wurde dann durch Cahnbley ersetzt.

In der Landherrenschaft der Geestlande war das Bedürfniss nach zuverlässigen Wundärzten grösser als in den Marschlanden, weil es in ihnen von jeher weniger Landchirurgen gab; was dort an Leuten derart vorhanden war, hatte meistentheils nur einen sehr zweifelhaften Werth. Indess für das Publicum auf dem Lande, welches von der Stadt abgesperrt war und die weit entfernten Aerzte nur auf sehr schlechten Wegen erreichen konnte, gab es keine andere Hülfe in der Noth als sich an den Wundarzt zu halten. Sie waren anfangs ohne Ausnahme zweiter Classe, der Mehrzahl nach unwissend, einige indess doch nicht ungeschickt. In Eppendorf war schon seit 1820 Meinschenk, später Gelicke 1841 und der ganz tüchtige Arend 1850; in Pöseldorf seit 1820 Lorenzen. Für die Grindelgegend, deren Bebauung schon vor dem Brande sich entwickelte, gelang es 1838 den Wundarzt zweiter Classe Hoefft zu gewinnen, einen sehr tüchtigen geschickten Mann, dem man auch in schwierigen Fällen innerer Erkrankung ganz wohl die erste Hülfe anvertrauen konnte und der sehr bald eine ausgedehnte Praxis bekam. In Eimsbüttel war der Wundarzt Nelling, in Langenhorn Mohrenweisser, früherer Militairchirurg, dem man, um sein bescheidenes Einkommen zu verbessern, auch das Amt des Polizeidieners übertrug; obschon er nun die Wunden, die er mit dem Säbel zu schlagen vielleicht gezwungen war, auf der Stelle wieder heilen konnte, doch eine etwas sonderbare Häufung von amtlichen Functionen. Im District Barmbeck gab es nur zwei Wundärzte dritter Classe, beide von etwas zweifelhaftem Werth. In Hamm war Nadler, dem 1844 wegen unverbesserlicher Trunksucht die Concession genommen wurde und Muhsfeldt, welcher 1835 concessionirt war. Wegen vielfacher Pfuscherei, insbesondere als Geburtshelfer, wurde er 1842 von der Stelle entfernt und dann 1843 wegen Bigamie mit 2 Jahren Gefängniss bestraft. An seinen Platz trat 1843 der Wundarzt zweiter Classe

Ferro, der auch nicht allzuviel bedeutete. Die mit ihren Wundärzten hart geprüfte Gemeinde erhielt endlich 1847 in der Person des Wundarztes zweiter Classe Bodendieck einen sehr tüchtigen, wohlunterrichteten Mann.

In den Marschlanden blieben bis in's vierte Jahrzehnt mehrere der früheren zum Theil sehr zuverlässigen Landchirurgen. In Billwärder a/d. Bille Diosegi, der 1841 starb, nach ihm kam 1842 Naasemann und 1846 der Wundarzt 2. Classe Gercke. Landchirurg Bischoff in Moorfleth starb 1848 an der Cholera, ihm folgte Imbescheidt, 2. Classe. In Moorburg war der Landchirurg Kienau, der 1840 nach Finkenwärder übersiedelte. In Moorburg blieb Prigge. Im Jahre 1850 waren in sämmtlichen fünf Marschdistricten nur zwei Wundärzte und zwar 3. Classe, wobei allerdings zu beachten, dass die meisten der damals angestellten Aerzte zugleich practische Chirurgen waren, womit das frühere Bedürfniss nach zuverlässigen Wundärzten der ersten Classe einigermassen ausgeglichen wurde.

Hebammen. Reichlich ebensoviel Sorge als die Besetzung der Districte mit Wundärzten, erwuchs dem Landphysicus aus den Vacanzen der Hebammen. Es ist zu beklagen und eine Folge des in den höheren Staatsregionen damals massgebenden geringen Verständnisses für Sanitätspflege, nicht einsehen zu wollen, wie wichtig es sei, gerade diesem Personal im Landgebiet staatsseitig zu Hülfe zu kommen. Den Landherren ist die Schuld daran nicht beizumessen, auch dem Gesundheitsrath nicht, denn zu wiederholten Malen haben erstere sich alle Mühe gegeben, für die Landhebammen bessere Besoldungen zu erhalten und letzterer hat aus seiner Casse sehr häufig erhebliche Zuschüsse geleistet um die flüchtigen Frauen nur zu halten; aber sie fanden weder Verständniss noch Interesse für diese Angelegenheit. Nur zu begreiflich ist es, wenn eine in guter Hebammenschule ausgebildete Frau kein Verlangen spürte, sich in einem unserer Landdistricte, zumal den kleinen, niederzulassen. Kaum das trockne Brot konnten sie dort verdienen und oftmals kam es vor, dass geeignete Hebammen nur dann sich bequemten eine Stelle auf dem Lande anzunehmen, wenn ihnen versprochen wurde, dass sie nach Ablauf von ein paar Jahren in die Stadt ziehen durften; dies gab dann jedesmal zu verdriesslichen Verhandlungen im Gesundheitsrath Anlass. Obschon die Zahl der Stadthebammen eine so grosse war, dass dieser 1838 beschloss, keine neue Meldungen mehr entgegenzunehmen, war doch keine von ihnen zu bewegen, aufs Land zu ziehen. Nahezu unmöglich war es für die entfernteren Dorfgemeinden zuverlässige Frauen zu finden, obschon gerade hier die Landherren durch das Anerbieten freier Wohnung und anderer kleiner Einnahmen für ihre bessere Stellung zu sorgen bereit waren. Die Bauern dort thaten gar nichts um sich für Geburtsfälle eine sichere Hülfe zu sichern und selbst, wenn eine gute Hebamme bei ihnen eingesetzt war, benutzten sie sie nicht. Anders war es in den Vorstädten, zumal in St. Pauli; hier war die Zahl ganz ausreichend, sie beklagten sich aber über die Concurrenz der Altonaer Hebammen und verlangten, dass diesen die Praxis bei uns verboten werde. Um sie zu entschädigen, beantragte Physicus Buek 1834, ihnen, gleich den Districtshebammen auf dem Lande das Recht zu gewähren, für jede Entbindung die innerhalb ihres Concessionsbezirks von fremden Hebammen besorgt war, eine Gebühr von Courant-Mark 1½ in Anspruch zu nehmen und im Fall Zahlung verweigert wurde, sie einklagen zu dürfen. Der Patronus von St. Pauli indess, wollte sich ganz verständiger Weise auf solchen Kampfzoll, welcher Repressalien auf holsteinischer Seite herbeiführen konnte, nicht einlassen und auch der Gesundheitsrath stimmte dem Antrag nicht bei; somit fiel derselbe zu Boden und schon 1838 war bei steigender Bevölkerung die Zahl der dortigen Hebammen so wenig genügend, dass zwei neue Concessionen ertheilt werden mussten. Ein sehr günstiger Einfluss auf unser gesammtes Hebammenwesen datirt von der Einrichtung einer Hebammenschule unter der Leitung von Dr. Plath im Jahre 1839. Um die mit vieler Mühe auch für die entfernteren Districte allmählich verlangten Hebammen zu halten, bewilligte der Gesundheitsrath aus seinen Mitteln Jahresgehalte von Courant-Mark 50 an eine Anzahl von ihnen und vermehrte dieselben in einzelnen Fällen durch Zuschüsse. Im Jahre 1842 wurde beschlossen, dass nur solche Hebammen in unserm Landgebiet zugelassen werden sollten, die auf der hiesigen Hebammenschule ausgebildet seien. Gegen Ende von Buek's Physicat waren sämmtliche Districte mit in der Mehrzahl recht zuverlässigen Frauen versehen. In St. Georg waren drei, in St. Pauli fünf, im District Eppendorf fünf, in Barmbeck zwei, Hamm und Horn eine, in den Walddörfern eine; in den

Marschlanden: in Billwärder a./d. B. eine, in Moorfleth — (Dr. Bahlke aber selbst war Geburtshelfer), in Ochsenwärder eine, in Moorburg und Finkenwärder zwei, auf dem Billwärder Neuendeich eine, auf Steinwärder eine. Somit war für diesen Theil der öffentlichen Gesundheitspflege nach Massgabe der damaligen Verhältnisse genügend gesorgt.

Apotheken. Bei seinem Amtsantritt fand Buek ausser in den Vorstädten, im Landgebiet nur eine Apotheke vor, die von Gerber in Hamm, welche seit 1829 bestand, doch äusserte sich bereits in mehreren Districten das lebhafte Verlangen nach Errichtung von Apotheken. Neumann supplicirte beim Landherrn 1833 um eine Concession für die Gegend vor dem Dammthor, wovon der Physicus abrieth, dafür aber die Errichtung einer Apotheke in Eppendorf in Vorschlag brachte, womit die Handapotheke von Dr. Eggers dort eingehen sollte. Der Landherr genehmigte dies und ertheilte Neumann die Concession für den District Eppendorf. Für Moorburg ward eine solche 1835 dem Apotheker Olshausen ertheilt mit der Verpflichtung eine kleine Dispensirstube auf Finkenwärder zu halten, den Arzt an den Tagen, an welchen derselbe die Praxis auf der Insel wahrnahm, zu begleiten und die verordneten Arzneien zu bereiten. Die St. Georger supplicirten schon 1840 um eine dritte Apotheke. Der Patronus war dazu geneigt und auch der Gesundheitsrath nicht dagegen, wünschte aber eine der vielen Stadtapotheken dorthin zu verlegen; der grosse Brand 1842 verwirklichte beide Wünsche. In der Stadt waren mit anderen Apotheken auch die von Riemann auf dem Altenwall niedergebrannt und so wurde ihm eine persönliche Concession für eine Apotheke beim Strohhaus ertheilt. Eine Supplik von Spiegelberg 1841 um eine Concession für die Gegend vor dem Lübeckerthor wurde vom Gesundheitsrath abgelehnt, weil die Bevölkerung dort noch zu gering und weil Spiegelberg, obschon sonst gut qualificirt, ein Fremder sei, während Hamburger im Auslande nicht leicht eine Concession bekämen. Spiegelberg wusste sich indess zu helfen; er heirathete die Wittwe Gerber in Hamm, welcher vom Landherrn unter Zustimmung des Gesundheitsraths die Concession ihres Mannes bis auf Weiteres gelassen war; so kam er 1842 in den Besitz einer Frau und einer Apotheke zugleich. Der Apotheker Timm supplicirte 1844 für Barmbeck. Der Gesundheitsrath aber lehnte das

Gesuch ab weil die Zahl der Einwohner zu klein sei und für sie die Handapotheke des Dr. Hartmann noch genüge. Als 1848 der Apotheker Weber ein Gesuch um eine Concession für den Rothenbaum eingab, erklärte sich der Gesundheitsrath dagegen, auch gegen eine ähnliche Supplik des Apotheker Riemann für Bill- und Ochsenwärder. Den Supplicanten kam aber nun die Cholera zu Hülfe. Das Publicum aller Orten reichte Bittschriften beim Senat ein; im Gesundheitsrath selbst wurden, was sehr selten war, die Aerzte von den Nichtärzten überstimmt. Ein Senatsconclusum vom Jahre 1849 beauftragte den Landherrn der Geestlande, sowohl vor dem Dammthore als auch vor dem Lübeckerthore und den Landherrn der Marschlande für Bill- und Ochsenwärder Apotheken errichten zu lassen.

Die Apotheker in der Stadt und den Vorstädten setzten freilich Alles in Bewegung die Sache wieder rückgängig zu machen, allein es half ihnen nichts. — Als Apotheker Olshausen in Moorburg 1849 seine Concession zurückgab, erhielt sie im April der Apotheker Mühlhan.

Eine wesentliche Verbesserung unseres gesammten Apothekenwesens ist zu datiren von dem im Mai 1835 publicirten codex medicament. hamburg. und den von jetzt an mit mehr Methode und Präcision vorgenommenen Revisionen der Apotheken, insbesondere auch in den Vorstädten und im Landgebiet. Das grösste Verdienst erwarb sich dabei der treffliche Oberdörffer, als pharmaceutisches Mitglied des Gesundheitsraths. Doch musste man dabei den damaligen Verhältnissen etwas Rechnung tragen, beispielsweise, um eine gewiss nöthige Revision der Krankenhaus-Apotheke vornehmen zu dürfen, erst die Genehmigung des Krankenhaus-Collegiums nachsuchen, da es vordem nie geschehen war. Auch die Handapotheken der Landärzte wurden nun vorschriftsmässig revidirt, darüber Protocoll geführt und Bericht erstattet. Diese Revisionen erstreckten sich auch auf Ritzebüttel und unter Zustimmung Lübecks auch auf Bergedorf, wo damals schon die später oft wiederholten Kämpfe mit dem renitenten Apotheker Müller ihren Anfang nahmen, der die Taxe nicht auf die Recepte schreiben, kein Receptjournal führen, sich der Pfuschereien nicht enthalten wollte, schliesslich sich aber in das Meiste fügen musste, mit Ausnahme der Pfuscherei, der er bis an sein Ende treu geblieben ist.

Veterinairwesen. Ueber das Veterinairwesen unter Buek's Amtsführung ist im Wesentlichen nur Erfreuliches zu berichten. An dem 1836 angestellten Polizei-Thierarzt Schrader senr. hatte, wie schon früher bemerkt, Hamburg einen ebenso practisch tüchtigen, als wissenschaftlich gründlich gebildeten Mann gewonnen, dem es, allerdings allmählich, dann aber in sehr befriedigender Weise gelang, unser ganz zerfahrenes Veterinairwesen in vorzügliche Ordnung zu bringen und nach und nach eine genügende Zahl gut geschulter junger Thierärzte bei uns einzusetzen. Bis 1845 waren schon drei von ihnen nach wohlbestandenem Examen (wie solches durch die Instruction für die Medicinalpersonen im Gebiete Ao. 1835 eingeführt war) als Districts-Thierärzte angestellt, in St. Georg Herz, in St. Pauli Billerbeck, in Billwärder Dethgens senr., zu denen mehrere Jahre später Warnke für Barmbeck und Dethgens junr. für Ochsenwärder hinzukamen. Als im Jahre 1844 und 45 die eingeschleppte contagiöse Lungenseuche unter dem Rindvieh an mehreren Stellen unseres Gebietes ausbrach und sich in bedenklicher Weise zu verbreiten anfing, wurden zum ersten Mal wirksame Desinfectionsmittel und Isolirungen nach richtiger Methode und unter der centralisirten Aufsicht der Veterinairpolizei in Anwendung gebracht und consequent durchgeführt, was sich in wirksamer Weise wiederholte, als 1849 die Seuche von Neuem ausbrach. Man würde ihr noch kräftiger haben begegnen und sie schneller haben beseitigen können, wenn man verdächtige und mit erkrankten in Berührung gekommene Thiere ohne Weiteres getödtet hätte. Leider fehlte es aber an einem Gesetz darüber, wie und in welcher Weise Ersatz geleistet werden sollte. Der seit Mitte der zwanziger Jahre sich immer erneuernden Hundswuth wurde mit mehr Energie als früher entgegengetreten, obschon dabei die Nähe der fremden Grenzen sehr hinderlich war, weil es selten gelang rechtzeitig gemeinschaftliche Massregeln zu treffen. Gegen den zu wiederholten Malen bei uns eingeschleppten Rotz der Pferde, welcher insbesondere 1860 in Verbindung mit acuter Influenza sehr schlimm auftrat, bewährte sich unsere Veterinairpolizei auf's Beste. Gegen Ende der vierziger Jahre hatten sich mehrere Pferdeschlachtereien, besonders in den Vorstädten, etablirt; sie wurden dann unter die scharfe Controle der Polizei- und Districts-Thierärzte gestellt, so dass im Jahre 1850 der Gesundheitsrath selbst den Genuss des Pferdefleisches, insofern es aus einer concessionirten Schlachterei gekauft sei, dem Publicum als gesund und zuträglich empfahl. Schon 1841 war eine regelmässige Controle der zum Verkauf angebotenen Milch polizeilich angeordnet und 1836 verboten beide Landherren, krankes oder gefallenes Vieh durch einen anderen als den Frohn, der in allen verdächtigen Fällen den amtlich angestellten Thierarzt hinzuziehen solle, abdecken zu lassen. Dem Unfug, welcher zunehmend im Landgebiet, besonders aber in St. Pauli, mit dem Hausiren von frischem Fleisch getrieben wurde, trat man mit Entschiedenheit und empfindlichen Strafen entgegen.

Krankenanstalten. Das allgemeine Krankenhaus in St. Georg entwickelte sich von 1833 bis 1851 zu immer grösseren Verhältnissen. Wennschon man bereits beim Bau desselben auch ein davon getrenntes eignes Irrenhaus geplant und dies nur der Kosten wegen auf später vertagt hatte, kam man damit doch nicht vorwärts. Den Antrag des Senats im Jahre 1834, aus der Entfestigungssteuer Crt. Mark 50000 zu entnehmen um durch Zuwerfung des Stadtgrabens beim Lübeckerthor einen Platz für die Irrenanstalt zu gewinnen, hat die Bürgerschaft abgelehnt. Allerdings beklagte die Krankenhaus-Verwaltung in ihrem Jahresbericht wiederholt die bedenklichen, daraus ihr sowohl als den Geisteskranken erwachsenden Uebelstände, aber dabei blieb es auch. Man nahm 1840 einen neuen Anlauf; die Verwaltung kaufte mit Bewilligung des Senats einen Platz bei Barmbeck, doch er war und blieb leer. Für die Kranken indess sorgte man sonst in bereitwilligster Weise. Um ihnen den Transport zu erleichtern, waren auf Veranlassung des Gesundheitsraths schon 1838 die ersten Krankenwagen angeschafft, die Tragekörbe verbessert und deren Benutzung wesentlich erleichtert. Der Zudrang zum allgemeinen Krankenhause steigerte sich immer mehr und alljährlich nun wurden grössere Zuschüsse aus der Staatscasse gefordert. Damit trat ein Krebsschaden zu Tage, welcher es auch zum grossen Theil mit verschuldet hat, dass man trotz des anerkannt elenden Zustandes unserer Irrenstation nicht zum Bau eines Irrenhauses gelangte. Der Senat konnte sich bei dem abweisenden Verhalten der Bürgerschaft nicht veranlasst finden, einen dahingehenden Antrag zu stellen; der Gesundheitsrath verhielt sich passiv. Es wurde immer klarer, dass man bei Errichtung des Krankenhauses es verabsäumt hatte, das Verhältniss zwischen

Ausgabe und Einnahme der Anstalt sicher zu stellen. Die Kostgelder waren so niedrig, dass das Haus dabei Geld zusetzen musste und also wegen des regelmässigen Deficits auf jährliche grosse Staatszuschüsse angewiesen war. Anstatt die Verwaltung eines solchen grossen Instituts auf den allein richtigen Grundsatz zu gründen, „ohne Zahlung keine Aufnahme“, hatte man das Kostgeld zu niedrig gestellt und es dem Belieben der Armenanstalt, der Polizei und anderen Behörden überlassen, Kranke ins Krankenhaus zu schicken, ohne etwas dafür zu zahlen. Die Folge davon war ausser dem jährlichen Deficit, stetige Ueberfüllung mit Individuen, welche jedenfalls nicht dahin gehörten und das Budget des Hauses in ungebührlicher Weise belasteten. Hätte man jedes Jahr erklärt, das gewöhnliche Kostgeld beträgt pro Kopf und pro Tag so und so viel, hätte man Armenanstalt, Polizei und andere Behörden gesetzlich nöthigen können, ihrerseits für die ins Krankenhaus geschickten Personen das gewöhnliche Kostgeld zu zahlen, so wäre damit die grosse Anstalt auf eigene gesunde Finanzfüsse gestellt, selbstständig geworden und frei geblieben von den Individuen, welche nicht dahin gehörten und eine Hauptursache der Ueberfüllung waren; man hätte dann nur mit solcher Zunahme von Kranken zu thun gehabt, die durch die Gesammtbevölkerungszunahme bedingt war. Aber man konnte sich nicht entschliessen diesen allein richtigen Schritt zu thun, man versuchte statt dessen 1847 wieder eine halbe Massregel indem man das Kostgeld von 7 auf 10 Schillinge erhöhte und erreichte damit sehr wenig.

Gradezu bedrohlich aber wurde die Ueberfüllung des Hauses mit Kranken bei den sich 1834 und 1835 wiederholenden Pockenepidemien. Die Oberalten beantragten 1840 beim Gesundheitsrath die Erbauung eines Pockenhauses, doch lehnte dieser seine Mitwirkung in einer etwas auffälligen Weise ab, weil doch nicht alle Pockenkranken in ein Hospital zu schaffen seien, somit das Publikum keinen vollen Nutzen davon haben werde; die Behandlung der Kranken würde auch nicht dabei gewinnen und die Verhinderung der Ansteckung lasse sich auch beim Verbleiben der Pockenkranken im allgemeinen Krankenhause wohl durchführen. Diese letzte Behauptung (Ges. Rath Pr. 1840 21/10.) ist, wenn man weiss wie damals die Pockenkranken dort placirt waren, allerdings etwas kühn. Im Jahre 1843 schon musste wegen grosser Ueberfüllung zu der Aushülfe gegriffen werden, in seiner Nähe auf der Langenreihe ein grösseres Privathaus zu miethen um dasselbe für Sieche einzurichten. So krankte das allgemeine Krankenhaus selbst trotz mancher trefflichen Einrichtungen während der ganzen Zeit von Buek's Physicat an innern Schäden, welche auch der so treffliche Bülau, welcher als Hospitalarzt Sandtmann folgte, nicht zu beseitigen vermochte.

Durch die 1847 eröffnete Filiale des Amalienstiftes, das Hospital für chronischkranke Kinder der unbemittelten Volksclassen, wurde einem wirklichen Bedürfnisse in etwas abgeholfen.

Im Jahre 1833 wurde von Dr. Günther in St. Georg die erste hiesige orthopädische Anstalt errichtet, wenige Jahre darauf aber in die Stadt verlegt. Als Günther 1837 einem Ruf zur Professur nach Leipzig folgte, ging sie bald darauf ein; statt ihrer entstand 1844 eine neue, von Dr. Langaard gegründete orthopädische Anstalt auf dem Rothenbaum, welche längere Zeit sich eines bedeutenden Rufes erfreute.

Zu denjenigen Anstalten in St. Georg, welche obschon nicht Krankenhäuser, doch in sanitarischer Hinsicht der Aufsicht des Landphysicus unterstellt waren und auch eigene Krankenabtheilungen besassen, gehören die Taubstummenanstalt von 1827 und die Blindenanstalt von 1830, für welche beide Buek ein eingehendes Interesse zeigte, und das schon seit 1822 bestehende Madalenenstift für gefallene Mädchen. Diese sämmtlichen Anstalten hatten sich in befriedigender Weise entwickelt.

In der Vorstadt St. Pauli war bis zum Jahre 1841 von Anstalten für Kranke garnichts vorhanden, was um so auffälliger ist, als man schon der Tradition nach das Gegentheil hätte erwarten sollen, insofern über 200 Jahre (von 1606—1814) das damalige städtische Krankenhaus (früher Pest- dann Krankenhof genannt) in der damals Hamburgerberg geheissenen Vorstadt gewesen war, bis es die Franzosen im Januar 1814 niederbrannten. Auch hatte in den Jahren 1712 und 1713 wegen der damals grassirenden Pest bei der Oelmühle ein Quarantainehaus gestanden für die der Pestinfection verdächtigen Personen. Im Jahre 1841 wurde das der Munificenz von Salomon Heine zu verdankende israelitische Krankenhaus für hundert Betten mit einem Isolirhaus für Infectionskrankheiten in der Marienstrasse errichtet. Allerdings zunächst für Israeliten bestimmt, war doch der verfügbare Raum von diesen nur theilweise in Anspruch genommen. Da nun die Aufnahme von Kranken ohne confessionelle Beschränkung erlaubt war, so hatte dies Krankenhaus, insofern es an einem solchen in der Vorstadt durchaus fehlte, allerdings einem dringenden Bedürfniss abgeholfen.

Eine wesentliche Verbesserung der sanitarischen Controle über die in St. Pauli in allzu üppiger Blüthe stehende Prostitution ist vom Jahre 1832 zu datiren, insbesondere seitdem der sehr tüchtige Dr. Buchheister als Untersuchungsarzt angestellt war. Die Untersuchung wurde anfangs einmal, sehr bald aber zweimal wöchentlich vorgenommen. Erkrankte Mädchen kamen alsbald in's allgemeine Krankenhaus.

Die schon seit Anfang der zwanziger Jahre bestehende und sehr gut geleitete Privat-Irrenanstalt von Deichmann in Barmbeck ging 1836 an dessen Schwiegersohn und jahrelangen Assistenten Röper über; dieser führte das gutbesetzte Institut mit günstigem Erfolge weiter, vergrösserte und verlegte es 1842 nach Horn. Die Anstalt stand unter specieller Aufsicht des Landphysicus und bewahrte noch lange Zeit ihren guten Ruf. Die früher geleisteten Geld-Zuschüsse des Gesundheitsraths hatten indess aufgehört.

Die seit 1822 in Allermöhe bestehende Privat-Irrenanstalt von Selbach war 1827 wegen schlechter Verwaltung auf Gutachten des Gesundheitsraths geschlossen und hatte seitdem ein verborgenes Dasein geführt. Als sie aber dann die nöthigen Garantien für bessere Leistungen gegeben hatte und der Bericht des Physicus über die Visitation gut lautete, wurde dem Selbach die Concession auf's Neue ertheilt; die Anstalt ging indess bald ein.

Im Jahre 1833 entstand aus kleinen Anfängen das später sich so bedeutend entwickelnde rauhe Haus in Horn, 1847 das Pestalozzistift für verwahrloste Kinder in Billwärder a. d. B. und 1850 das Nicolaistift des Pastor Sengelmann in Moorfleth. In sanitarischer Beziehung unterstanden diese Anstalten dem Landphysicat.

Schliesslich mögen an dieser Stelle auch die öffentlichen Badeanstalten, die doch auch sanitarischen Zwecken dienen, insofern erwähnt werden, als sie, besonders die kalten Flussbäder, in immer weiteren Kreisen Anhänger fanden. Eine öffentliche

Elbbadeanstalt wurde 1834 auf dem Grasbrook errichtet unter staatlicher · Controle und Aufsicht. 1835 ist die John'sche Badeanstalt an der Elbe eingerichtet, 1848 wurde nahe der Lombardsbrücke in der Aussenalster eine Badeanstalt erbaut. Ausserdem bestand eine kleine Badeanstalt auf der Mundsburg zwischen Kuhmühle und Alster und ein Badeplatz in dem Teich zwischen den Kirchhöfen und der Grindelallee. In St. Georg wurde gegen Ende der dreissiger Jahre die erste Badeanstalt für warme Bäder eröffnet, in St. Pauli in der Sophienstrasse desgleichen im Jahre 1845.

Epidemien. Für diesen Abschnitt wird man sich der Kürze befleissigen können und müssen, weil das dazu nöthige Material sehr gering und ausserdem zerstreut oder verloren ist. Die Zeit für statistische Arbeiten war noch längst nicht gekommen. Berichte wurden nicht oder nur selten geliefert; von Aerzten ist während der hier besprochenen Zeit wenig publicirt. Die früheren ärztlichen Krankenhausberichte hatten nur während einiger Jahre existirt und waren dann eingestellt, was für den Zweck dieser Arbeit zu bedauern ist, weil sich epidemisch aufgetretene Krankheiten doch immer mehr oder minder in dem Krankenbestand unseres grossen allgemeinen Krankenhauses abspiegeln müssen; nur in den Zeitungen und gelegentlich in Fachschriften finden sich zerstreute, zusammenhangslose Notizen über herrschende Krankheiten; das dahingehörige Material im Archiv des Gesundheitsraths ist, insofern die Aerzte nur ausnahmsweise zur Meldung veranlasst werden konnten, immer ein dürftiges und fragmentarisches gewesen und obendrein 1842 mit dem ganzen Archiv in Flammen aufgegangen. Somit ist man wesentlich beschränkt auf Cholera und Blattern, welche auch das Landgebiet nicht verschont haben. Kaum glaubte Hamburg 1833 der Choleraangst, welche es zwei Jahre lang gequält hatte, ledig zu sein, als schon im August desselben Jahres ein ausgesprochener Cholerafall auf einem von London kommenden Schiffe gemeldet wurde. Die Section constatirte asiatische Cholera. Drei Tage darauf kam ein Todesfall derselben Art in der Gegend der Oelmühle vor und bald darauf noch einige wenige Fälle. Damit war es aber für diesmal zu Ende und in den folgenden Jahren blieb Hamburg frei. Erst im Jahre 1846 kamen einige wenige sehr verdächtige Fälle wieder vor, 1848 im September aber entwickelte sich die

Cholera zu einer ordentlichen Epidemie, die bis zum März dauerte, anscheinend dann erloschen war und amtlich auch dafür erklärt wurde, aber schon nach kurzer Zeit wieder ausbrach und bis Ende 1850 gedauert hat. 1848—49 waren gemeldet 1191 Fälle, von denen 593 tödtlich verliefen, 1849—50 gemeldet 794, gestorben 440, unter diesen auch ein Districtsarzt, der Landchirurg Bischoff in Moorfleth. Der Cholera dieser beiden Jahre war 1847 eine sehr heftige und häufig tödtlich verlaufende, insbesondere mit Hämaturie und Hydrops verbundene Scharlachepidemie vorausgegangen, die auch in mehreren Landdistricten Opfer forderte. — Die Blattern zeigten sich noch in ziemlicher Menge 1834 und noch häufiger 1835, traten dann aber fast völlig zurück. Erst im Jahre 1847 wurden sie wieder eingeschleppt und verbreiteten sich, aber in geringer Zahl, in der Stadt. — Im Jahre 1849 zeigte sich wieder in bedenklicher Weise der Hospitalbrand im allgemeinen Krankenhause und kostete es viel Mühe ihn einzuschränken und schliesslich völlig zu beseitigen.

Leichenschau, Impfung. — Als im Laufe der Buek'schen Verwaltung des Landphysicats allmählich alle Districte, mit Ausnahme der Walddörfer, in denen ein Landchirurg blieb, mit approbirten Aerzten besetzt waren, hörte die Befugniss der sonst noch in den Landherrenschaften concessionirten Wundärzte zur Leichenschau, Ausstellung von Todesbescheinigungen, zum Impfen und zur Ausstellung von amtlichen Attesten endgültig auf und somit war den Bestimmungen der Medicinal-Ordnung Genüge geleistet. Nur ganz vereinzelt kam es noch vor, dass dagegen gesündigt wurde; in freilich flagranter Weise, wenn auch durch die besonderen Umstände in etwas entschuldigt, einmal in Billwärder a./d. B. (siehe Verwaltung Ao. 1845 u. flg.). Gegen den Unfug, der gelegentlich in der Stadt auch auf dem Landgebiet vorkam, dass Tischler Leichen aus dem Sterbehause in ihre Wohnungen nahmen ehe das ärztliche Todesattest ertheilt war, wurde schon 1837 ein scharfes Mandat erlassen, dass bei namhafter Strafe kein Tischler Leichen aus dem Sterbehause nehmen dürfe, bevor ihm nicht das Todesattest vorgezeigt worden sei. Auch in St. Pauli kamen 1847 Unordnungen vor. Leichen, welche nicht auf dem dortigen Kirchhof sondern anderswo beerdigt werden sollten, waren bei der Behörde garnicht angemeldet, in Folge dessen wurde solche rechtzeitige Meldung bei Strafe anbefohlen.

Die Leichenhaus-Angelegenheit, welche schon einmal in den zwanziger Jahren unter Aerzten sowohl als Laien eifrige Anhänger gehabt hatte, wurde, allerdings in etwas kühlerer Art, 1841 wieder hervorgeholt und eine grosse Leichenhalle zu erbauen in Vorschlag gebracht. Der Gesundheitsrath sprach sich auf ein Gutachten Buek's ablehnend dagegen aus und erklärte, Leichenhallen in der vorgeschlagenen Art seien weder nothwendig noch zweckmässig, noch wünschenswerth, jedenfalls seien aber einzelne Zimmer bei jeder Kirchhofscapelle einer allgemeinen Leichenhalle vorzuziehen, aber auch dies vermöge er seinerseits nicht zu empfehlen, da sie, wie sich das in Berlin gezeigt habe, schwerlich benutzt würden. Letzteres hat sich denn auch bei uns allerdings bestätigt. Damit fiel dann die Sache. — 1848 wurde der auf dem Peterskamp an der Wandsbecker Chaussée neuangelegte Begräbnissplatz der St. Jacobikirche eingeweiht, der Benutzung übergeben und der alte in St. Georg gelegene für Beerdigungen, mit einzelnen Ausnahmen, geschlossen.

Impfwesen. — Die Impfung nahm mit der Zunahme der Districtsärzte einen immer mehr geregelten Gang, einmal, weil sie dieselbe sehr sorgfältig handhabten, dann auch, weil durch zahlreiche Impfungen ihr an sich bescheidenes Einkommen nicht unerheblich aufgebessert wurde, indem Alle, die ihnen nicht als Arme zugewiesen waren, für die Impfung ein Bestimmtes zahlen mussten und bei Nichtzahlung auf Klage des Arztes der Landherr einschritt. Auch der Umstand, dass der indirecte Impfzwang auf dem Lande weiter ausgedehnt war, als in der Stadt, beispielsweise alle Schulkinder geimpft sein mussten, hat dazu beigetragen, dass die Zahl der Ungeimpften im Landgebiet eine nur geringe blieb, was bei der grossen Pockenepidemie 1870/71 in günstiger Weise sich wirksam zeigte. Die Lymphe bezogen die Districtsärzte ausnahmslos vom ärztlichen Verein, der sie ihnen in liberalster Weise zur Verfügung stellte.

Wege und Stege. Von der Einsicht, die öffentliche Sanitätspflege müsse, um tüchtig und wirksam zu sein, mehr noch präventiv als repressiv vorgehen und von der hohen Bedeutung, welche reine Luft, reines Wasser, unverfälschte Nahrung und die Beseitigung schädlicher Bodenausdünstungen für die Sanität der Bevölkerung haben, war man damals noch keineswegs recht durchdrungen und nicht davon überzeugt, dass reichliche für solche Zwecke vom Staat hergegebene Geldmittel im wahren Sinne des Worts productive Ausgaben seien; insbesondere die Bürgerschaft argwöhnte hinter den meisten dahinzielenden Vorschlägen der Medicinalbehörde Beeinträchtigung des Verkehrs und der Handelsfreiheit. Zieht man dabei in Betracht, dass die Organisation des Gesundheitsraths in keiner Weise den Ansprüchen an einen über die Alltäglichkeit hinausgehenden Sanitätsdienst zu genügen im Stande war, so kann es nicht Wunder nehmen, wenn er in der That nach dieser Seite hin wenig geleistet hat. Man liebte es bei uns mehr dem Bedürfniss von Fall zu Fall Rechnung zu tragen, als nach einem festen Princip und daraus sich ergebender Methode zu handeln, selbst wo man deren Richtigkeit nicht so geradezu bestreiten wollte. Anstatt sanitarischen Uebelständen rechtzeitig vorzubeugen, begnügte man sich, sie, wenn sie herangekommen waren, baldthunlichst zu beseitigen und rief dabei auch den Gesundheitsrath zu Hülfe. Ungemein oft ist er in solcher Weise in Anspruch genommen, nicht selten, zumal in sanitarischen Fragen bei Bauangelegenheiten, so spät, dass seine begründetsten Bedenken und bessernden Vorschläge nicht mehr berücksichtigt werden konnten. Drohte eine Epidemie und brachte sie gar den Bürgerconvent in Angst, dann wurden allerdings selbst grosse Summen geopfert, um, wenn die Furcht vorüber war, es beim Alten zu lassen. Unter dieser wenig erfreulichen Art der Behandlung sanitarischer Fragen der damaligen Zeit haben Stadt und Land nicht wenig gelitten. Die Brandcatastrophe von 1842 gab einen kräftigen Impuls zur Beseitigung alter Uebelstände, sowie zur Anbahnung zeitgemässer Reformen, und fuhr sie zwar gleich einem Wetterstrahl auf uns nieder, so erhob sich doch, als das Gewitter verzogen war, Hamburg im erhöhten Glanz. Vor allem brachte uns der grosse Brand drei herrliche Gaben, darunter zwei von der höchsten sanitarischen Bedeutung: die Gasleitung, die Stadtwasserkunst und die Sielanlagen. Bis zum Brand war die Erleuchtung mit Oellampen recht mangelhaft, besonders in den Vorstädten, während das Landgebiet in den den Thoren zunächst gelegenen Gegenden sich nur aus Privatmitteln vereinzelter und spärlicher Lichtblicke erfreuen konnte; bis 1849 aber waren schon beide Vorstädte mit Gas erleuchtet und auch die der Stadt zunächst gelegenen Gebietstheile aus öffentlichen Mitteln bereits mit Oellampen versehen. Die Wasserversorgung ward schon vor dem grossen Brande als durchaus ungenügend erkannt; St. Pauli war besser versorgt als St. Georg, weil in ersterer unmittelbar an der Elbe die St. Pauli Wasserkunst lag. Es dauerte schliesslich doch bis 1853 ehe beide Vorstädte vollständig durch die Stadtwasserkunst versorgt werden konnten. Dasselbe gilt vom Sielsystem, welches erst im 5. Jahrzehnt in die Vorstädte und dann im 6. weiter ins Gebiet hineingeführt wurde.

Eher erfreute sich das Landgebiet der grossen Verbesserungen in Wegen und Stegen, welche zwar schon 1825 begonnen hatten, aber erst kräftiger gefördert wurden als 1832 die alten Jurisdictionen aufgehoben und statt ihrer die Patronate und Landherrenschaften ins Leben gerufen wurden. Als vom Staat zu mehreren Malen sehr bedeutende Geldmittel für die Strassenbauten bewilligt waren, ging man damit rüstig vorwärts. Für den ärztlichen Dienst war es ein grosser Gewinn, dass schon bis 1840 von der Stadt aus nach allen Richtungen hin grosse Längsstrassen entweder neuangelegt, oder doch die elenden alten nunmehr völlig ausgebessert und dadurch wirklich verkehrsfähig wurden. Gebaut wurde 1828 die Chaussée vom Dammthor bis Eppendorf, 1830 bis Alsterkrug, 1840 bis Langenhorn; 1830 die Chaussée vom Millernthor bis Eimsbüttel; 1832 vom Dammthor nach der Hohenluft; 1833 die Querchaussée vom Rothenbaum und Durchschnitt nach dem Millernthor; 1831 die Strasse vom Berlinerthor nach Schiffbeck; 1834 u. 1835 die vom Lübeckerthor nach Barmbeck; 1838 die Poststrasse durch Billwärder nach Bergedorf. An diese Längsstrassen schlossen sich allmählich immer neue chaussirte oder gepflasterte Querstrassen, feste gebahnte Fusssteige an und an ihnen entstanden in immer grösserer Zahl Neubauten; wo früher nur Furthen oder Stege für Fussgänger sich befanden, wurden Dämme und Brücken angelegt, so 1841 der Fahrdamm und die Brücke von Eppendorf nach Winterhude. Die Uhlenhorst wurde von 1837 an aufgehöht, drainirt, mit Kanälen und Strassendämmen durchzogen und bepflanzt; sumpfige Niederungen wurden ausgetrocknet und verschwanden allmählich, mit ihnen die stationairen Wechselfieber. Viel häufiger kamen jetzt die Stadtärzte auf die ländlichen Gebietstheile, welche vor den Thoren lagen und es wäre noch mehr der Fall gewesen, wenn nicht immer noch die Barriere der Thorsperre ein Hinderniss gebildet hätte. Schon 1838 waren alle Thore (mit Ausnahme von No. 4) bis 10 Uhr Abends für

Personen und Personenwagen gegen Sperrgeld geöffnet; 1840 auch des Nachts. Von 1844 bis 1848 traten noch weitere Erleichterungen ein; Arbeiter, welche von draussen kamen, waren sperrfrei, aber die völlige Aufhebung der Thorsperre verzögerte sich doch bis zum Jahre 1860. Mit dem Offenhalten der Thore hörten dann auch die so oft wiederholten Klagen der Bewohner der Gegenden vor den Thoren, dass sie zumal Nachts von ärztlicher Hülfe abgeschnitten seien, auf, obschon die Höhe des Sperrgeldes unbemittelten Personen deren Benutzung sehr erschwerte. Ein ärztlicher Nachtbesuch vor den Thoren kostete allein für Wagen und Thorpserrgeld Crt.-Mark 15—20 ohne das ärztliche Honorar, war somit ein Luxus, den sich nur sehr wohlhabende Leute erlauben konnten. Indess hatten sich, wie bereits angeführt, seit dem Brande mehrere Aerzte vor den Thoren niedergelassen. — Sehr wichtig für die körperliche Entwickelung der Jugend im Landgebiet war es, dass im dritten und vierten Jahrzehnt die Reform des dortigen Schulwesens sehr ernstlich betrieben wurde. Nach und nach waren überall neue Schulhäuser erbaut, mit mehr Rücksicht auf gesunde Lage, genügenden Luftraum und Ventilation, womit es vordem oft kläglich bestellt gewesen war; auch in den neuen Schulordnungen war sanitarischen Anforderungen mehr als früher Rechnung getragen. Innerhalb 10 Jahren (von 1832 bis 1842) war die Reform des Landschulwesens durchgeführt.

Mit der Polizei im Landgebiet stand es damals nicht besonders, von einer wirklichen Strassenpolizei war noch wenig zu spüren. Dieser Mangel machte sich nicht so sehr in den eigentlichen Landgemeinden, als vielmehr in den Vorstädten geltend, aus denen bis zur Zeit des Brandes immer und immer wieder Klagen und Bitten um Abhülfe beim Gesundheitsrath einliefen. Am schlimmsten stand es in St. Georg. Hier wohnte damals eine eigenthümliche Bevölkerung, Brenner, Schweinezüchter, Zimmermeister und grosse Gastwirthe waren die Matadore, an sie schlossen sich eine Menge kleiner Gewerbtreibender, Gärtner, kleine Beamte, Arbeiter und dergleichen an. Im Mittelpunkt der Vorstadt, nahe am Borgesch, lag der Schweineteich, und seine Umgebung war des Namens würdig. Von einer geregelten Abfuhr der Unreinigkeiten war keine Rede, Schmutz und Unrath lag überall und blieb dort liegen. Erst der Brand 1842 brachte einen raschen Umschwung zum Besseren, die Bevölkerung stieg bedeutend, neue Strassen wurden angelegt und rasch bebaut, Ordnung und Regelmässigkeit fingen an das frühere Gegentheil zu ersetzen. Aehnliche Zustände herrschten in St. Pauli, nur gaben hier die Seeleute und Spielleute den Ton an. Der Scandal der dortigen Bordelle, die Orgien, die in ihnen und hundert anderen Wirthschaften gefeiert und selbst auf die Strassen hinaus getragen wurden, spotten aller Beschreibung; auch hier ist seit dem Brand und der aus anderen Lebenskreisen stark zunehmenden Bevölkerung eine Aenderung zum Besseren eingetreten. Sehr auffällig trat die Umwandlung, die sich nach dem Brande in den Landgebieten, welche den Thoren zunächst lagen, vollzogen hatte, zu Tage. Man kann mit Recht sagen, 1842 ist die Stadt auf's Land gezogen und zum grossen Theil dort wohnen geblieben, allerdings schon damals auf Kosten des ländlichen Charakters dieser Gegend. Grosse Parks, Gärten und Bleichen wurden zertheilt und in Bauplätze umgewandelt, Wiesen von neuen Strassen durchschnitten und in rascher Folge überall städtische Wohnungen erbaut. Die Bevölkerung des Landgebiets ist in dem Zeitraum von 1833 bis 1851 von ca. 30,000 auf ca. 45,000 gestiegen, ein Zuwachs, welcher fast ganz allein auf St. Georg und die Gegenden vor dem Dammthor, dem Lübeckerthor und dem Berlinerthor fällt, weil die Bevölkerung von St. Pauli mit zur Stadt gerechnet wurde. Das weitere Landgebiet hatte an dieser Zunahme so gut wie gar keinen Antheil. Für Stadt mit St. Pauli rechnete man 1833 ca. 147,000 und 1851 ca. 176,000 Bewohner, bei welcher Vermehrung die Zunahme der Bevölkerung in St. Pauli sehr erheblich mitzählt.

Das Landphysicat von 1851 bis 1871.

Landphysicus Dr. **H. G. Gernet.**

Gernet, geboren in Hamburg am 30. Novbr. 1808, studirte in Heidelberg, promovirte dort am 5. April 1832 und kehrte dann in die Vaterstadt zurück, um als provisorischer Assistent auf der chirurgischen Abtheilung des Allgemeinen Krankenhauses für einige Monate einzutreten. Nach absolvirtem Staatsexamen machte er eine längere Reise, auf welcher er sich für sein Fachstudium in Prag, Wien und in einigen Hospitälern Italiens weiter auszubilden suchte; darauf wurde er fester Assistenzarzt, erst wieder an der chirurgischen, dann an der inneren Station unseres Krankenhauses, später Armenarzt und im März 1851 an Stelle des Alters halber zurücktretenden Dr. Schleiden vom Senat zum Physicus erwählt. Als consultirender Arzt der Seemanns-Krankenstation hat er seit 1863 gewirkt. Während des deutsch-französischen Krieges war er Chefarzt des Kriegs-Reservelazareths im früheren Exercierschuppen und der Hamburgischen Lazarethbaracken in Altona. Ausser mehreren Arbeiten für medicinische Journale und einigen Gelegenheitsschriften in Bezug auf unser Medicinalwesen hat er 1869 eine grössere Arbeit „Mittheilungen aus der älteren Medicinalgeschichte Hamburgs“ veröffentlicht. Bei der Neuorganisation unserer Medicinalbehörden und nach dem Aufhören des Gesundheitsraths trat er als Physicus in das jetzige Medicinal-Collegium.

Seine Wahl zum Landphysicus durch den Senat veranlasste eine Differenz zwischen diesem und dem Gesundheitsrath. Letzterer vertrat die Ansicht, dass, weil es nach § 6 der Medicinal-Ordnung ihm zustehe, die Arbeiten des Collegiums unter dessen Mitglieder zu vertheilen, er auch berechtigt sei zu bestimmen, welcher Physicus die Stadt, und welcher das Landphysicat zu übernehmen habe. Massgebend war dabei der Wunsch Buek's, das ihm liebgewordene Landphysicat zu behalten, während der Senat der Ansicht war, dass das jedenfalls wichtigere und verantwortlichere Stadtphysicat die schon erprobte Kraft verlange und es somit zweckmässiger sein werde, dem Neuerwählten zunächst das Landphysicat zu überlassen. Man wird kaum in Abrede stellen können, dass der Senat damit einen sachlich durchaus berechtigten Standpunkt einnahm und so musste der Gesundheitsrath nach recht langen Verhandlungen schliesslich nachgeben, nicht ohne dass eine gewisse Verstimmung auf beiden Seiten zurückblieb und mehrmals recht störend nachwirkte. Der Gesundheitsrath hatte nicht bedacht, dass es nicht immer klug und richtig sei auf seinem vermeinten Recht zu bestehen, am wenigsten wo dasselbe doch immerhin streitig war.

Dem neuen Landphysicus war die Aufgabe in mancher Beziehung viel leichter gemacht als seinem Vorgänger; wo dieser Unordnung und Unfertiges vorgefunden hatte, traf er schon gebahnte und geordnete Zustände; wo er nur zu bessern und das Begonnene zu fördern hatte, war dem Anderen die Aufgabe zugefallen neu zu schaffen. Aber mit der organischen Ausbildung eines ordentlichen Sanitätsdienstes, den Buek wesentlich erst eingerichtet hatte, war auch die Arbeit gewachsen und damit dem neuen Landphysicus ein weites lohnendes Arbeitsfeld vorbehalten. Weniger fördernd indess gestaltete sich nach manchen Seiten hin die Arbeit im Gesundheitsrath selbst. So durchaus befriedigend auch der persönliche Verkehr unter dessen Mitgliedern war, so gab es doch principielle Differenzen, welche einer gemeinsamen Arbeit nach einem bestimmten Ziele hin im Wege standen; dabei kam insbesondere die seit Jahren schon eifrig betriebene Arbeit für eine gründliche Reform unseres gesammten Medicinalwesens ins Stocken und dadurch erzeugte sich wieder eine Missstimmung unter den Aerzten gegen die oberste Sanitätsbehörde. Allerdings waren auch die Zeitumstände nicht darnach angethan solche Arbeiten zu fördern. Erst als im Jahre 1859 die neue Verfassung ins Leben getreten war und mit ihr sich wesentliche Veränderungen im Medicinalwesen als unabweislich herausgestellt hatten, wurde die Reformfrage aus ihrem langen Winterschlaf erweckt und frisch belebt, wobei die neuen Mitglieder des Gesundheitsraths, Dr. Helbert, für den 1858 zum Hospitalarzt am allgemeinen Krankenhause erwählten Dr. Tüngel, und Dr. Gustav Buek an Stelle des 1868 mit Tode abgegangenen Dr. Albers, ihrerseits eifrig mitwirkten. Die Verhandlungen darüber im Senat und der Bürgerschaft dauerten indess Jahrelang. In seiner Majorität verhielt der Gesundheitsrath sich abwartend. Als 1860 eine grössere Anzahl hiesiger Aerzte wiederum einen Antrag auf Reform unseres Medicinalwesens bei ihm eingebracht hatte, beschloss er allerdings eine gemischte Commission, bestehend aus dreien seiner Mitglieder und dreien von den Aerzten Ernannten, die aber sich über bestimmte Vorschläge nicht einigen konnte und resultatlos auseinanderging, und als 1868 der Senat ihn aufforderte sich zu erklären, ob in Folge der neuen Gesetzgebung des Norddeutschen Bundes Aenderungen unserer Medicinalgesetze nöthig seien, verneinte er dies und beantragte nur einige neue Bestimmungen über Zulassung fremder Aerzte. Allerdings war er wohl genöthigt zurückhaltend zu sein um nichts zu thun, was für die schwebenden Verhandlungen zwischen Senat und Bürgerschaft über unsere Medicinalreform, an denen er durch sein, nach Massgabe der Verfassung von 1859, deputirtes Mitglied thätigen Antheil zu nehmen hatte, präjudicirlich sein konnte. In der That war auch diese Frage durch die Ereignisse des Jahres 1866 und die durch sie bewirkte Auflösung des Deutschen und Neubildung des Norddeutschen Bundes in ein ganz anderes Fahrwasser hineingerathen. Es ist auffallend genug, dass man sich über den unabweisbaren Einfluss dieser Ereignisse auf unsere inneren Verhältnisse solchen Täuschungen selbst in massgebenden Kreisen so lange hingeben konnte, dass sie selbst noch andauerten, als 1871 das neue Deutsche Reich erstanden war. Mit der Entstehung dieser neuen Gesammtstaatsbildung war es jedenfalls unmöglich, wieder zu einer neuen specifisch hamburgischen Medicinalordnung zu gelangen; das zeigte sich sehr deutlich als 1871 an die Stelle des Gesundheitsraths das neue Medicinal-Collegium getreten war, dessen nächste und dringendste Arbeit die Vorlage einer von einer Commission auszuarbeitenden neuen hamburgischen Medicinalordnung sein sollte, eine Aufgabe, welche nicht gelöst werden konnte, weil die politischen Voraussetzungen, welche der alten

Medicinalordnung zu Grunde gelegen und sie hatten zur That werden lassen, hinfällig geworden waren. Die Souverainität und selbsteigne Bestimmbarkeit in inneren Angelegenheiten, welche wir zur Zeit des alten Deutschen Bundes genossen hatten, war in dem früheren Umfange an Kaiser und Reich verloren gegangen; über diese natürliche Consequenz der Thatsachen hatte man sich getäuscht, während der Gesundheitsrath, als ob er den Schatten kommender Ereignisse schon gespürt hätte, sich lange Zeit hindurch abwartend verhielt und sich auch nach den Ereignissen von 1866, in Folge derer im Norddeutschen Bund Gewerbegesetz, die Freizügigkeit für alle deutschen Aerzte, Aufhebung der früheren territorialen Staatsprüfungen und Anderes mehr in Kraft traten, damit begnügte zu beantragen, frühere gesetzliche Bestimmungen entweder nur ausser Kraft zu setzen, oder sie den neueren zu accommodiren. Damit ist dann allerdings unsere noch gesetzlich gültige Medicinalordnung ein ehrwürdiger Torso geworden, der aber so lange noch aushalten muss, bis wir eine für das ganze Deutsche Reich gültige Medicinalordnung haben. Obschon nicht eigentlich in den Rahmen dieser Arbeit gehörig, möge doch hier die Bemerkung Platz finden, dass Hamburg, trotzdem es einer neuen hamburgischen Medicinalordnung hat entbehren müssen, doch sein seit 1871 entstandenes neues Medicinalwesen so zu organisiren verstanden hat, dass es den Anforderungen der heutigen öffentlichen Sanitätspflege im Wesentlichen durchaus Genüge leistet, mit Ausnahme der Sanitätspolizei, welcher noch eine bessernde Hand recht Noth thut.

Als Buek im Jahre 1851 das Landphysicat seinem Nachfolger übergab, hatte er in einem dem Gesundheitsrath abgestatteten „Bericht über den gegenwärtigen Zustand des Medicinalwesens in den Vorstädten und im Landgebiet“ alles Dahingehörige in ebenso übersichtlicher als vollständiger Weise besprochen und so zum ersten Male dem Collegium ein Bild des Thätigkeitsfeldes im Landphysicat zur Anschauung gebracht. Gleich nach seinem Amtsantritt fand sich Gernet nun veranlasst, einen Schritt weiter zu gehen und die in der Medicinalordnung vorgesehene, aber seit Jahren aus der Uebung gekommene Verpflichtung der Districtsärzte zu regelmässigen Meldungen umsomehr wieder herzustellen, als nur durch solche regelmässige Berichte die Medicinalbehörde, insbesondere der mit der Medicinal-Verwaltung in Vorstädten und

Landgebiet betraute Physicus eine fortlaufende, genaue und übersichtliche Kenntniss der Zustände im Gebiet erlangen konnte. Von den Vorstädten, in denen das Institut der Districtsärzte nicht bestand, musste dabei abgesehen werden, was allerdings weniger ins Gewicht fiel, weil das, was dort der Stadt so nahe und mit ihr in beständiger Berührung vorging, allen Mitgliedern des Gesundheitsraths, auch ohne das Hülfsmittel regelmässiger Berichte, leicht zugängig war. Bald nach Schluss des Jahres stellte der Landphysicus aus sämmtlichen Berichten und seinen eigenen Wahrnehmungen einen Generalbericht zusammen, der lithographisch vervielfältigt und vertheilt wurde. Die Landherren förderten die Sache dadurch, dass sie die Kosten auf ihre Casse übernahmen und den Districtsärzten die Weisung gaben, den Anordnungen des Physicus in Betreff der Quartalsberichte pünktlich nachzukommen, was ausnahmslos auch stets geschehen ist. In dieser Weise ist ein sehr brauchbares Material gesammelt und eine klare Uebersicht über den Gang der sanitarischen Verhältnisse im Landgebiet gewonnen worden. An diese Einrichtung reihte sich bald eine andere, welche von den Districtsärzten selbst ausging, sie einigten sich zu monatlichen Zusammenkünften während der Sommerzeit, wobei sie Gelegenheit fanden ihre Erfahrungen und Ansichten auszutauschen. Es ist nur zu bedauern, dass dies später aufgehört hat, was sich indess wegen örtlicher Schwierigkeiten begreifen lässt. Die bereits im Jahre 1851 vom Landphysicus in Vorschlag gebrachte Gehaltsverbesserung der Medicinalpersonen im Landgebiet veranlasste den Gesundheitsrath zu bestimmten Anträgen, so dass Rath und Bürgerschaft bereits 1852 namhafte Erhöhungen dieser Gehalte bewilligten, denen später noch weitere folgten.

Wenn auch der Landphysicus als officieller Rathgeber der Patrone und Landherren für das Medicinalwesen des Gebiets sich in Verwaltungsfragen, falls er das Vertrauen dieser Herren hatte, recht frei bewegen konnte, war er doch zu jeder Zeit dem Gesundheitsrath zur Rechenschaft verpflichtet und an dessen Beschlussfassung gebunden. Insbesondere gehörten dahin auch die Beziehungen unseres Medicinalwesens zu den Behörden der angrenzenden Staaten, welche oftmals zu Differenzen Veranlassung gegeben, aber sich in späterer Zeit wesentlich gebessert hatten; hauptsächlich war dies der Fall mit der holsteinischen Behörde, seit deren Losreissung von Dänemark. Man erkannte mehr und mehr an, dass ein gemeinsames Vorgehen die nothwendige Bedingung einer wirksamen Sanitätspflege sei und dass die Medicinalpersonen jedes Grenzstaates, falls sie im Nachbargebiet der Praxis nachgingen, auch dessen Medicinalgesetzen sich zu unterwerfen hätten, dafür aber auch Abänderungen der bis dahin gültigen gesetzlichen Bestimmungen oder Verordnungen selbstverständlich den fremden Behörden zu melden seien. Vor allem waren es, ausser den unserigen in der Nähe der Grenze wohnenden, die Altonaer und Wandsbecker Hebammen, welche den beiderseitigen Behörden viel Arbeit machten, besonders seitdem bei uns die Meldungspflicht für Geburten schärfer gehandhabt wurde. 1853 ward die Sache durch Verhandlung mit Holstein, später auch mit Hannover geregelt und die dortigen Geburtshelfer gleich den unserigen zur Meldung bei uns herangezogen; 1859 auf Veranlassung von Holstein auch die hiesigen Aerzte, welche Cholera- oder Blatternfälle auf jenseitigem Gebiet in Behandlung nahmen zur Anzeige dort verpflichtet und umgekehrt, holsteinische Aerzte zur Meldung bei uns. Durch das Gesetz vom 17. Novbr. 1865, betreffend Civilstandsregister, wurde die Meldungspflicht für Geburten noch schärfer präcisirt und Unterlassung derselben mit namhafter Strafe bedroht; damit war auch der Gesundheitsrath und ebenso das Landphysicat der lästigen und oft unwirksamen Controle über die Befolgung der Anzeigepflicht gänzlich enthoben. Auch deren Stellung zu anderen Fragen der Medicinal-Verwaltung war durch die veränderte Zeitlage, insbesondere seit der Errichtung des Norddeutschen Bundes 1866 eine wesentlich andere geworden. Schon das 1864 publicirte hamburgische Gewerbegesetz hatte zwar das Princip der allgemeinen Gewerbefreiheit als leitendes aufgestellt, aber doch manche Ausnahmen, insbesondere für Medicinalpersonen gemacht. Wenn bisher für jeden Arzt, welcher sich der Praxis halber im Landgebiet niederlassen wollte, eine landherrliche Concession nothwendig war, so wurde dies für die der Stadt naheliegenden Districte aufgehoben und das Erforderniss einer Concession nur für bestimmte entferntere Districte in den Geest- und Marschlanden beibehalten, wie es der Gesundheitsrath, um auch dort zuverlässige geprüfte Aerzte halten zu können, empfohlen hatte. Erheblich mehr als durch das hamburgische Gewerbegesetz wurden die Verhältnisse aber nach kurzer Zeit geändert durch das des Norddeutschen Bundes, insofern nun jeder innerhalb desselben gesetzlich approbirte und mit dem vorgeschriebenen Nachweis darüber versehene Arzt sich bei uns niederlassen konnte, ohne dass dazu erst die Erlaubniss des Senats, welcher jedesmal ein Gutachten des Gesundheitsraths vorherging, nöthig war. Damit war denn 1867 die bisherige Observanz zu Grabe getragen, zugleich aber auch unsere oberste Medicinalbehörde der Arbeit der Staatsexamina, deren letztes 1869 abgehalten ist, entlastet. Trotz dieser und mancher anderer Erleichterung, war doch das Maass der Aufgaben, welche dem Gesundheitsrath oblagen, ein recht grosses, einmal wegen gehäufter amtlicher Geschäfte und der stetig steigenden Ansprüche an den Sanitätsdienst, dann wegen erheblich vermehrter gerichtsärztlicher Thätigkeit der Physici durch das eingeführte neue Gerichtsverfahren. Immer mehr stellte es sich jetzt heraus, wie der Gesundheitsrath bei der bisherigen Organisation solchen steigenden Anforderungen nicht länger gewachsen sei und dass er den Ansprüchen, welche die neue Zeit an einen geordneten wirksamen Sanitätsdienst machen muss, bei dem besten Willen seiner Mitglieder nicht mehr genügen könne. Er ging nun 1868 selbst an's Werk, practische Reformvorschläge zu berathen und förderte, unter specieller Leitung seines langjährigen Präses, des damaligen Senators, späteren Bürgermeister Petersen, diese Arbeit in einer Reihe von Sitzungen, welche 1870 ihren Abschluss fanden, so dass am 26. October das Gesetz über Reorganisation des Gesundheitsraths publicirt werden konnte, mit dessen Einführung dann das Landphysicat als solches ein Ende nahm. Wesentliche Veränderungen hatten in demselben schon vorher stattgefunden; seine Volkszahl hatte in grossen Verhältnissen zugenommen, allerdings fast ausschliesslich in den der Stadt zunächst liegenden Districten, während die entfernteren Landgemeinden wenig gewachsen waren. 1866 hatte die erste allgemeine Volkszählung neueren Datums stattgefunden und für den Umfang des Landphysicats eine Zahl von 102,500 ergeben, während diese 1851, allerdings nach der nicht so bewährten alten Zählmethode, nur 70,335 betragen hatte. Auch darin war eine Veränderung schon eingetreten, dass 1867 das Amt Bergedorf unter hamburgische Staatshoheit kam, 1868 aber St. Georg zur Stadt gezogen wurde, ähnlich wie der innere Grasbrook schon seit 1865. Diese fielen nun an die Stadt, Bergedorf an das Landphysicat. Das rapide Steigen der Volkszahl in Eimsbüttel machte es nothwendig, hieraus einen eigenen ärztlichen District zu bilden und denselben 1870 vom District Eppendorf abzulösen.

Bei der Regelung des Impfwesens im Landgebiet 1852 musste die Mitwirkung des Gesundheitsraths in Anspruch genommen werden. Die ganze Impffrage aber lag bei uns seit lange im Argen. Immer deutlicher hatte es sich herausgestellt, dass ein befriedigender Erfolg und mit ihm eine wirkliche, wenn auch begrenzte Garantie gegen Blatterninfection ohne directen Impfzwang und ohne eine staatliche Impfanstalt nicht zu hoffen sei, dies aber zur Zeit noch auf entschiedenen Widerspruch, sowohl beim Senat als der Bürgerschaft, stossen werde; beide standen der ganzen Impffrage überhaupt sehr kühl gegenüber. Dem Gesundheitsrath selbst wird man auch den Vorwurf nicht ganz ersparen können, dass er seinerseits nicht die nöthige Energie entwickelt hat und sich allzusehr zurückhielt, bestimmte Vorschläge zu machen. Im Anfang der fünfziger Jahre beantragte er einmal beim Senat, es möchten von Staatswegen einige unentgeltliche Impfstellen in Stadt und Vorstädten angelegt werden, worauf er aber nur den Bescheid erhielt, dass doch die Impfanstalt des ärztlichen Vereins wohl noch genügen könne und der Senat im Uebrigen sich dem Vertrauen hingebe, die Physici würden wie bisher auch ferner dem Impfwesen die nöthige Aufmerksamkeit widmen. Bei solcher Stimmung in den massgebenden Regionen erklärt es sich, wenn der Gesundheitsrath den Vorschlag des directen Impfzwanges zurückhielt, andererseits aber sich auch nicht entschliessen konnte, noch mehr halbe Maassregeln zu beantragen, deren wir schon zur Genüge besassen (Nachweis der Impfung bei manchen Staatsanstellungen, bei Nachtwächtern, bei Ertheilung von Dienstbotenkarten, in den Armenschulen u. s. w.). Wesentlich hindernd war auch der Umstand, dass man sich nicht verhehlen konnte, eine staatliche Impfanstalt werde Geld kosten und deshalb keine Lust hatte, sich für ein Institut staatsseitig in Kosten zu setzen, welches ihm der ärztliche Verein in seiner Impfanstalt seit langen Jahren ganz umsonst geliefert hatte. Der Gesundheitsrath hätte wohlgethan, den ihm von einem seiner Mitglieder gegebenen Rath zu befolgen, den ärztlichen Verein zu veranlassen, seine Impfanstalt etwa nach

Jahresfrist zu schliessen, was er vielleicht gar nicht ungern gethan hätte; damit würde auf den Staat eine so starke Pression ausgeübt sein, dass er sich der Verpflichtung, für ein staatliches Impfinstitut zu sorgen, gar nicht länger hätte entziehen können. So haben wir noch zwanzig Jahre warten und die schwere Blatternepidemie von 1871 über uns ergehen lassen müssen, ehe Wandel geschafft wurde. Trotz alledem stand es mit der Impfung im Landgebiet bedeutend besser als in Stadt und Vorstädten und hat auch insofern sich belohnt als 1871 die Zahl der dort an den Blattern Erkrankten und Gestorbenen eine relativ viel geringere war.

Eine andere wichtige Aufgabe hat den Landphysicus sowohl wie den Gesundheitsrath anhaltend beschäftigt. Da Ersterem die Aufsicht über das Sanitätswesen in den Häfen oblag, hatte er eigentlich auch die Verpflichtung, die sanitarischen Zustände auf den Auswandererschiffen, deren Zahl stets zunahm, zu überwachen. Wenn irgendwo, trat aber hierbei die fundamentale Schwäche unserer Medicinal-Ordnung so recht zu Tage; während sie grosse Ziele für die öffentliche Gesundheitspflege aufstellte, hatte sie es unterlassen dem Gesundheitsrath, den sie (§ 4 der M.-O.) nur als einen rathgebenden Verein characterisirt, zur Erreichung derselben die nöthigen Wege und Mittel zur Verfügung zu stellen. Bei dieser Frage kam noch ein Anderes hinzu. Von Anfang an hat der Gesundheitsrath mit dem Misstrauen der Handels- und Schifffahrtsbehörden zu kämpfen gehabt; immer waren sie nur allzusehr der Ansicht, er werde Massregeln empfehlen, die Gewerbe und Handel in ihrer freien Bewegung stören könnten. Sie suchten ihn deshalb stets so fern als möglich zu halten. Vor Allem glaubten Rheder und insbesondere die Auswanderer-Expedienten sich ihn vom Leibe halten zu müssen, weil er mit seinen Forderungen für die Gesundheit der Mannschaft und der unerfahrenen Passagiere ihre Geldinteressen schädigen könnte. Es bedurfte erst sehr trauriger Ereignisse, entsetzlicher Schiffsepidemien durch Cholera und Blattern und der Decimirung des Schiffsvolks wie der Passagiere, ehe man von höchster Stelle her Wandel schaffte in dieser Trübsal. Bereits Ende des vierten Jahrzehnts hatte man staatsseitig dem Gegenstand einige Aufmerksamkeit gewidmet; 1853 wurde der Cholera wegen eine Inspection der Auswandererschiffe und Logirhäuser durch den Polizeiarzt angeordnet und 1855 die Einsetzung einer eigenen Deputation für das Auswandererwesen beschlossen. Zugleich wurde im April desselben Jahres eine revidirte Verordnung in Betreff der Verschiffung von über Hamburg direct nach anderen Welttheilen Auswandernden publicirt. Von ihr aus hat man den Anfang einer wirklichen auf Erreichung sanitarischer Ziele gerichteten Controle des Auswandererwesens zu datiren. Allerdings war sie noch recht lückenhaft und vor allem in Bezug auf wichtige Einzelheiten unpräcise, zweideutig und leicht zu umgehen, aber doch ein wesentlicher Fortschritt, insofern sie bessere Raumvertheilung, Ventilation, Controle des Proviants und insbesondere für Kinder und Kranke die nöthigen Vorkehrungen vorschrieb, auch eine Controle durch bestimmte Schiffsbesichtiger einrichtete. Erneute schlimme Schiffscatastrophen durch Epidemien während der Fahrt in den Jahren 1856 und 57 führten wieder zur Einsetzung einer eigenen Commission und zu verschärften Massregeln; 1858 wurden Medicinkisten wenigstens obligatorisch gemacht, 1859 einige andere zweckmässige Vorkehrungen getroffen, aber ein wirklicher Wandel erst 1868 geschafft durch eine in ihren wesentlichen Theilen noch heute gültige zweckmässige Anordnung in Betreff des Auswandererwesens. Von dieser Zeit her datirt auch die Anstellung eines eigenen Arztes mit bestimmter Instruction für die Untersuchung der Passagiere bevor sie an Bord kamen, die Forderung einer Medicinkiste mit bestimmtem Inhalt, Controle derselben durch den dazu bestellten Arzt und dann die Anstellung von der Deputation erwählten eingeschworenen Besichtigern für die Schiffe, den Proviant und Alles was gesetzlich untersucht und controlirt werden musste. Eigenthümlicher Weise ist kein Mitglied des Gesundheitsraths in dieser Deputation jemals vertreten gewesen, obschon doch wesentlich sanitarische Aufgaben von ihr die Lösung zu erwarten hatten. Sein Gutachten allerdings ist bei manchen Anlässen eingeholt, aber nicht immer befolgt worden. Als er 1859 vorstellig wurde, dass Auswandererschiffe mit einer grösseren Anzahl von Passagieren nicht ohne Arzt segeln sollten, wurde ihm zur Antwort, es sei zur Zeit noch nicht thunlich, der Schifffahrt solche Massregeln aufzulegen. Des besten Erfolges hatte man sich schliesslich dadurch zu erfreuen, dass die zunehmende Zahl der Dampfschiffe die Reisen immer kürzer und deshalb schon weniger gefährlich machte.

Das vor Allem in der Vorstadt St. Pauli recht frech blühende Prostitutionswesen stand, allerdings mehr nominell als wirklich, unter dem Landphysicus; er hatte selten Gelegenheit sich specieller um dasselbe zu kümmern. Der dortige langjährige Untersuchungsarzt Dr. Buchheister hatte um das Prostitutionswesen der Vorstadt sich sehr verdient gemacht, allmählich indess waren doch Unordnungen eingerissen, weshalb der Gesundheitsrath es durchsetzte, das Untersuchungsverfahren in St. Pauli ganz in derselben Weise einrichten zu lassen, wie es neuerdings für die Stadt verordnet war: zweimal wöchentlich Untersuchungen in dazu geeigneten Localitäten mit Benutzung des Mutterspiegels. Doch kamen diese guten Vorsätze, wie in der Stadt auch in der Vorstadt nur theilweise zur Ausführung und schon 1858 bedurfte es einer neuen Mahnung, freilich auch ohne besonderen Erfolg; ganz conform ist das Verfahren erst später geworden, als die Polizei in St. Pauli mit der städtischen geeinigt wurde. — Bei dem dort ausserordentlich regen Verkehr mit Altona gab es oftmals Verdriesslichkeiten, veranlasst durch die Verschiedenheit der Holsteinischen und Hamburgischen Arzneitaxe. Dieselbe Arznei hatte in den Apotheken von St. Pauli einen anderen Preis als in Altona; das wurde vom Publicum nicht begriffen und für Uebervortheilung gehalten. Die Behörde, sowohl unsere als die nachbarliche, verkannten diesen Uebelstand nicht und versuchten unter Anderem 1853 durch einen Vorschlag, der von holsteinischer Seite ausging, eine Ausgleichung herbeizuführen. Der Gesundheitsrath erkannte seinerseits den Vorschlag als principiell richtig zwar an, doch konnte man sich schliesslich zur Zeit nicht darüber einigen. Interessant ist es, wie überhaupt die Vorstadt St. Pauli, welche bis zum grossen Brande in allen ihren Lebensverhältnissen und socialen Beziehungen fast einzig nach Altona hin gravitirte, seitdem ihren Character verändert hat; seit jener Zeit in Ausdehnung und Volkszahl stetig und mächtig steigend, entwickelte sich in ihr immer lebendiger ein selbstständiger communaler Sinn und ein kräftiges Gemeindeleben, was sich nach vielen Seiten hin, insbesondere auch beim dortigen Armenwesen, kundgab.

Nicht unwichtig war es, dass auf Antrag des Landphysicus

der Gesundheitsrath im Jahre 1855 den Beschluss fasste, unsere Krankenanstalten (auch die Krankenabtheilungen in Gefängnissen und anderen Anstalten) gelegentlich durch seine Mitglieder inspiciren und sich über deren Beschaffenheit berichten zu lassen; die Befugniss dazu hatte ihm schon die Medicinal-Ordnung gegeben, welche den Physicis die Verpflichtung auferlegt, Krankenhäuser, Gefängnisse und was dahin gehört, fleissig zu inspiciren. Das war indess allmählich ausser Uebung gekommen und so konnte es sich ereignen, dass dem Antragsteller, als er einmal um seiner Pflicht zu genügen, das Zuchthaus inspiciren wollte, der Zugang dort von einem allzuselbstherrlichen Provisor versagt wurde; der Senat freilich stellte alsbald das Recht des Physicus ganz klar und hat sich Aehnliches nicht wiederholt.

Vielfach machten die Droguisten Uebergriffe in die durch die Medicinal-Ordnung im Interesse des Publicums den Apothekern vorbehaltenen Rechte. Ihrer mehrere in den Vorstädten, besonders in St. Georg, veranlassten den Landphysicus, da sie förmliche Winkelapotheker waren, die Sache im Gesundheitsrath zur Sprache zu bringen, um so mehr als auch in der Stadt ähnliche Vorgänge sich ereignet hatten. Nicht allein heroische Arzneimittel, selbst Gifte vertrieben diese Leute im Kleinen, liessen sich wegen Krankheiten consultiren und bereiteten die von ihnen verordneten Arzneien. Schlimm war es, dass selbst einige Aerzte solchem Treiben Vorschub leisteten. Zwar spricht sich die Medicinal-Ordnung grade über diesen Gegenstand klar genug aus, aber die Polizeibehörde war ihrerseits selten in der Lage oder in der günstigen Stimmung den gerechten Beschwerden der Apotheker und des sie vertretenden Gesundheitsraths abzuhelfen. Auch hierin äusserte sich das schon besprochene Misstrauen, dass die Sanitätsbehörde den freien Gewerbebetrieb schädigen oder stören wolle. An gelegentlichen Mandaten liess man es freilich nicht fehlen, wohl aber an der Controle, ob sie auch befolgt würden. Auf eine Supplik der Apotheker, dem notorischen stets wachsenden Unfug abzuhelfen, wurde 1854 eine Specialcommission zur Prüfung der Sachlage eingesetzt und auf deren Antrag beschlossen, dass Droguisten und Materialisten alljährlich Giftscheine über verkaufte Gifte bei der Polizeibehörde einzuliefern und alle die, welche solche Geschäfte in Zukunft etabliren, sich durch einen Revers schriftlich zu verpflichten haben, den Bestimmungen der Medicinal-Ordnung in den §§ 85, 86, 87 und 98 stricte nachzuleben. Diese Anordnungen sollten jährlich wieder publicirt, Uebertreter derselben bestraft werden (Bekanntmachung d. d. 5. Febr. 1855). Trotzdem mussten sie schon 1864 schärfer erneuert und den Betreffenden anbefohlen werden, in den ersten 14 Tagen nach jedem Neujahrstage ihre im Jahre gesammelten Giftscheine abzuliefern; das geschah auch eine Zeitlang, dann aber kam diese Verpflichtung in Vergessenheit. Hätte damals der Gesundheitsrath ein ordentliches Bureau gehabt, in dem die Giftscheine einzuliefern waren, so wäre denen, die es unterliessen, ihre Vergesslichkeit wohl nicht so straflos hingegangen. Jedenfalls zeigt dieser Hergang, dass es bei uns weniger an guten Gesetzen und Verordnungen, als an der richtigen Handhabung derselben fehlte. Dem Gesundheitsrath mangelte dazu jede Competenz. Einzeln sind Droguisten oder Materialisten wegen Uebertretungen der Medicinalgesetze bestraft, insbesondere die in St. Georg und St. Pauli, welche es gar zu arg getrieben hatten.

Ein nicht nur für die Landärzte, sondern ebenso für die Aerzte in der Stadt wichtiger Antrag des Landphysicus erhielt die Zustimmung des Gesundheitsraths; er beschloss im Jahre 1858, dass als usuelle Taxe für den einfachen ärztlichen Besuch am Wohnort des Arztes, welche bis dahin sich auf der Scala von Crt.-Mark 1—1,8 bewegt hatte, von nun an Crt.-Mark 1—2 sein solle. Insofern nämlich bei streitigen ärztlichen Forderungen die Gerichte ein Gutachten des Gesundheitsraths einzuholen pflegten, ob nach hiesiger Gewohnheit die Höhe der ärztlichen Rechnung zulässig sei oder nicht, war er genöthigt eine feste Ziffer für den einfachen ärztlichen Besuch festzustellen und von dieser Einheit aus für die zuzusprechende oder zu mindernde Summe das Facit zu finden. Die Gerichte erkannten ausnahmslos die Gutachten der Sanitätsbehörde als massgebend an; den Aerzten war durch die Erklärung des Gesundheitsraths jedenfalls ein nicht ganz unerheblicher Dienst erwiesen.

Mit der Ordnung der Apothekenverhältnisse im Landgebiet hatte sich ausser dem Physicus auch der Gesundheitsrath eingehend zu beschäftigen, gleich anfangs 1852 mit der Frage über anzulegende Dispensirstuben in den Marschlanden und in späteren Jahren auch im Gebiet der Geestlande, noch mehr aber mit der wichtigen Frage, wie es im Landgebiet mit Apothekenconcessionen zu halten sei, welche plötzlich durch den Tod des Inhabers oder dadurch, dass ihm dieselbe entzogen werden musste, erledigt waren. Die Angelegenheit hat ihren gesetzlichen Abschluss gefunden in der Verfügung vom 4. Juli 1856; das Nähere darüber mitzutheilen wird sich beim Abschnitt „Apotheken" Gelegenheit finden.

Eine Abänderung der bisherigen Todesscheine ward bereits 1857 beantragt und veranlasste längere Verhandlungen zwischen dem Senat und dem Gesundheitsrath, die erst nach mehreren Jahren durch Einführung neuer Formulare für Todesbescheinigungen im Jahre 1859 beendigt wurden. Ein Beweis wie allgemein der Wunsch nach einer Verständigung in solchen Dingen war, liegt darin vor, dass seit 1869 in Altona unsere Todesscheine, insofern sie von einem hiesigen Arzt für einen auf holsteinischem Gebiet von ihm Behandelten ausgestellt waren, auch als dort gültig anerkannt wurden.

Die Abschaffung der Thorsperre 1860 und die Verlegung der Acciselinie ausserhalb der Thore in die nächstgelegenen Vogteien gab 1866 Veranlassung, die dortigen polizeiärztlichen Functionen den städtischen Polizeiärzten zu übertragen.

Der Umstand, dass 1863 das Amt der Wundärzte und Bader aufgehoben wurde, wirkte zwar nicht sogleich, aber doch später ziemlich fühlbar auch auf das Landgebiet zurück. Das Heildienerinstitut, welches die Amtswundärzte ersetzen sollte, war eine ziemlich unreife Schöpfung; anstatt der häufig unwissenden, aber doch einigermassen geschulten Wundarztgehülfen, bekam man noch unwissendere, meistens gar nicht geschulte Heildiener, welche die Pfuscherei noch eifriger betrieben als die früheren Wundärzte. Was sich an solchen Leuten damals im Landgebiet umhertrieb, war überdies noch der Bodensatz des Instituts. Etwas hat die spätere Zeit darin gebessert, doch nicht allzuviel; mit einzelnen sehr rühmlichen Ausnahmen war die Mehrzahl auch später noch nicht viel besser als vordem.

In der Vorstadt St. Georg kam es 1859 vor, dass ein dortiger Arzt überführt wurde, in verbrecherischer Absicht durch den Eihautstich künstliche Frühgeburt veranlasst zu haben. Durch richterlichen Spruch wurde er zu einem Jahr Gefängniss verurtheilt und ihm zugleich für immer die Erlaubniss zur Praxis im hamburgischen Staat aberkannt. Um dieselbe Zeit kamen auch einige Hebammen in St. Georg und in der Stadt auf ähnliche Indicien hin in Untersuchung, ohne indess überführt zu werden.

Das unserer Jetztzeit etwas wunderlich vorkommende Censurinstitut des Gesundheitsraths zur Verhütung und Bestrafung marktschreierischer Anzeigen in öffentlichen Blättern, welches lange Zeit von einem seiner Mitglieder, später aber von einem Polizeisecretair besorgt war, ging Ende der 60er Jahre ein, trotzdem noch 1863 ein rechtskräftiges richterliches Erkenntniss der Polizeibehörde die Befugniss zugesprochen hatte, nicht nur Blätter, welche medicinalpolizeiwidrige Anzeigen bringen, sondern auch jede Weiterverbreitung derselben bestrafen zu dürfen. Die Anregung dazu war allerdings vom Landgebiet, aber nicht vom Landphysicus ausgegangen.

Mit dem Armenwesen hat der Landphysicus selten Veranlassung gehabt sich zu beschäftigen; einmal indess wurde seine Mitwirkung in einem Falle von nicht geringer Tragweite in Anspruch genommen. Aus ihrer landherrlichen Casse hatten die Landherren auch die Medicinalkosten für das Landarmenwesen zu bestreiten. Der Arzt bekam sein vom Staat angewiesenes festes Gehalt, aber die Ausgabe für Arzneien, Bandagen, Krankengelder und was sonst dahin gehört, wurde aus der Casse der Landherren ersetzt. Nun begab es sich, dass in einer grösseren Landgemeinde der Marschlande alljährlich eine höhere Summe für Medicinalkosten gefordert wurde. Der Landherr besprach sich mit dem Physicus und fragte ihn, ob die dortigen Gesundheitsverhältnisse sich so schlimm und immer schlimmer gestaltet hätten; dieser konnte nach einiger Zeit dem Landherrn mittheilen, dass weder die Bevölkerung erheblich zugenommen habe, noch irgend besondere, am wenigsten epidemische Krankheiten dort geherrscht hätten. So viel er herausgebracht, läge es daran, dass die seit den letzten Jahren fungirenden Armenpfleger (Gastwirthe, Krämer, Schlachter, Bäcker) anstatt der früheren Höftleute, sich durch liberale Vertheilung von Zetteln für freie Arznei, Krankengelder u. s. w. angenehm und beliebt zu machen suchten und damit Leute beglückten, welche in keiner Weise ganz mittellos seien. Der Physicus kam mit dem Landherrn darin überein, aus dem was in den letzten sechs Jahren für Medicinalkosten verausgabt war (der Unfug hatte etwa zwei bis drei Jahre gedauert) eine Mittelsumme zu ziehen, und der Gemeinde zu erklären, sie müsse das, was über diese Summe verbraucht werde, aus ihren eigenen Mitteln tragen und zahlen. Sollten aussergewöhnliche Umstände, Epidemien oder Aehnliches eintreten, dann könne vielleicht davon abgesehen werden, darüber werde aber vorher der Physicus zu hören sein. Nun erhob sich in der Gemeinde ein gewaltiges Geschrei, es sei solch ein Vorgehen inhuman und was sonst noch. Der Landherr aber blieb fest, und das Resultat war — niemals erreichte die Gemeinde auch nur die Mittelsumme, weil nun die Höftleute und Gemeindevorsteher selbst die Sache wieder in die Hand nahmen und das thaten, was die anders interessirten Armenpfleger nicht gethan hatten — sie controlirten ordentlich und genau. Dabei aber kam kein wirklich Bedürftiger in Nachtheil, doch einer weiteren Demoralisation der Gemeinde, die höher in Anschlag zu bringen war als der Geldverlust der landherrlichen Casse, war nach dieser Seite hin vorgebeugt.

Die Einführung des Grammgewichts am 1. Juli 1868 ging ohne sonderliche Schwierigkeiten von Statten; selbst die älteren Aerzte fanden sich bald in die Veränderung, obschon ihnen freigestellt blieb sich der alten Dosirungsform zu bedienen.

Andere Gegenstände der Verwaltung, welche unter Mitwirkung des Gesundheitsraths erledigt wurden, werden bei den folgenden speciellen Abschnitten Erwähnung finden.

Aerzte. Die Stellung der Aerzte im Bereiche des Landphysicates hat sich von 1851 bis 1870 vielfach verändert, worauf schon bei Besprechung der Medicinalverwaltung hingedeutet ist. Zweierlei Ursachen haben dabei wesentlich mitgewirkt; einmal die hamburgische Gewerbegesetzgebung von 1864 als Ausfluss der Verfassung von 1859 und dann das Gewerbegesetz des Norddeutschen Bundes. Durch erstere schon war der Bruch mit dem früheren Concessionswesen, welches nur für eine Anzahl entferntere Landdistricte beibehalten war, erfolgt, durch letztere das Princip der Freizügigkeit für alle innerhalb des Norddeutschen Bundes in gültiger Weise approbirten Aerzte anerkannt. Damit war allerdings den bisherigen Districtsärzten der Schutz, den ihnen, als allein zur Niederlassung innerhalb eines bestimmten Bezirks berechtigten Aerzten, die Concession gewährt hatte, entzogen; doch war dieser Schutz nachgrade ein mehr scheinbarer als wirklicher geworden. Es hatten sich seit dem grossen Brande und der dann in stärkeren Verhältnissen zunehmenden Besiedelung der Theile des Landgebiets, welche der Stadt zunächst lagen, ganz andere Bevölkerungszustände entwickelt als vordem und es kam noch hinzu, dass auch die Thorsperre, erst immer mehr gelockert, schliesslich 1860 gänzlich aufgehoben wurde. Mit Rücksicht darauf würden selbst unter Beibehaltung der Concessionen die Landherren, entsprechend der rapiden Bevölkerungszunahme, allmählich immer mehr Concessionen ertheilt haben, was denn auch vielfach geschehen ist. So erhielten bis 1864, als der Concessionszwang aufhörte, vor dem Dammthor (also im District Eppendorf) vier Aerzte Concessionen und gleichfalls wurden welche für Borgfelde (Distr. Hamm) und Hohenfelde (Distr. Barmbeck) ertheilt, obschon dort concessionirte Districtsärzte vorhanden waren. Reellen Nachtheil haben diese vom Aufhören der Concessionen gar nicht gehabt, wohl aber insofern Vortheil, als unsere für Geldbewilligungen massgebenden Gewalten, unter Berücksichtigung möglicher Schädigung, bei weitem geneigter als vordem sich zeigten, die an sich etwas schmal bemessenen Gehalte der Districtsärzte, auf Antrag der Medicinalbehörde zu erhöhen. Auch dadurch wurde ihnen eine günstigere Stellung zu Theil, dass immer mehr wohlhabende Städter sich weiter ausserhalb der Stadt fest niederliessen und die Communicationen stetige Verbesserungen erfuhren. Die volle Berechtigung aller innerhalb des Norddeutschen Bundesgebiets gesetzlich approbirten Aerzte, auch bei uns zu practisiren, zu welchem Zweck sie sich beim Gesundheitsrath zu legitimiren und dann einen Gewerbeschein beim Gewerbebureau zu lösen hatten, trat erst 1869 (Bekanntmachung des Senats vom 3. Sept.) in Kraft. Die Handapotheken der Districtsärzte hatten ein Ende genommen; 1851 existirte von ihnen nur eine einzige, die des Districtsarztes in Barmbeck Dr. Hartmann. Ein Versuch des Landphysicus auch sie zu beseitigen, seitdem in Hohenfelde eine ordentliche Apotheke concessionirt war, misslang, weil diese einige Minuten weiter entfernt lag, als § 4 der Instruction für die Medicinalpersonen des Landgebiets es vorschreibt; auch als durch ihre Verlegung an eine Barmbeck etwas näher gelegene Stelle in Hohenfelde das Hinderniss beseitigt schien, gelang es doch nicht diese letzte Handapotheke, von welcher Dr. Hartmann indess einen sehr discreten Gebrauch machte, zu entfernen, erst mit der Anlage einer ordentlichen Apotheke in Barmbeck selbst kam sie später (1870) in Wegfall. Als der Districtsarzt in Billwärder a/d. Bille um die Erlaubniss eine Handapotheke halten zu dürfen anfragte, wurde er abschlägig beschieden. In den entfernteren ländlichen, von einer nahezu stationairen Bevölkerung bewohnten Districten haben Privatärzte Concessionen weder erhalten noch überhaupt nachgesucht. — Das Verhältniss zu den Nachbarregierungen wurde betreffs der Berechtigung der beiderseitigen Medicinalpersonen auch auf dem anderen Gebiet Praxis treiben zu dürfen, falls sie sich den dortigen Medicinalgesetzen fügten, definitiv geregelt; damit war der Anlass zu vielen unangenehmen Verhandlungen beseitigt und Zustände, wie sie noch 1851 vorgekommen waren, fernerhin unmöglich gemacht. Damals hatte der harburger Amtmann unserem Districtsarzt auf Steinwärder die Praxis in Wilhelmsburg verboten, unter Androhung der Arretirung im Betretungsfalle. Unsere Behörde beschwerte sich bei der Landdrostei Lüneburg, welche alsbald die Zurücknahme solcher unqualificirbarer Vergewaltigung anordnete. In den Vorstädten St. Georg und St. Pauli nahm, der rapiden Steigerung der Bevölkerung entsprechend, die Zahl der Aerzte von 1851 bis 1870 sehr erheblich zu. Im Gebiet der Geestlande haben während dieses Zeitraums unter den Districtsärzten nur wenige Personenwechsel stattgefunden. An die Stelle des 1852 verstorbenen Dr. Niebuhr wurde Dr. Nevile zum Districtsarzt in Eppendorf ernannt. Dr. Kaufmann war ausserdem dort für Privatpraxis concessionirt; er starb 1866. Seit 1869 erhielt Dr. Dencker eine ähnliche Concession. Durch die Verfügung von 1866, welche die Thätigkeit der städtischen Polizeiärzte auf wesentliche Theile der nächsten Umgebung der Stadt ausdehnte, wurde dem Eppendorfer Arzt einige Erleichterung zu Theil, auch insofern als bereits 1861 dem Medic. Practic. Christern in Langenhorn die Concession als Privatarzt vom Landherrn ertheilt war. Eine grössere Entlastung für ihn trat erst ein, als 1870 aus den bis dahin zum Eppendorfer District gehörigen Vogteien Eimsbüttel und Rotherbaum ein selbstständiger ärztlicher District gebildet, mit einem eigenen Districtsarzt (Dr. Gretsel) besetzt und mit einer eigenen Apotheke versehen wurde. In dem District der Walddörfer, in welchem bis dahin der Landchirurg Landwer als Districtsarzt fungirt hatte, wurde, als dieser 1864 in Ruhestand versetzt war, dem Physicus Dr. Bartels in Ahrensburg das Amt eines Districtsarztes von unserer Behörde übertragen. Im mittleren Geestdistrict Barmbeck (Dr. Hartmann) und in Hamm und Horn (Dr. Kraft) fanden keine Personalveränderungen in Besetzung der districtsärztlichen Stellen statt. Im Gebiet der Marschlande hat in obiger Zeit ein grösserer Wechsel im Personal der Districtsärzte stattgefunden.

Für Billwärder a./d B. wurde 1851 Dr. Paulsen ernannt; er ist dort geblieben bis 1869, als er an Stelle des in Ruhestand getretenen Dr. Kuntze zum Districtsarzt für den Billwärder Neuendeich und die gegenüberliegenden Elbinseln erwählt wurde. Ihm folgte Dr. Greve. Wegen der traurigen Erfahrungen, welche man in den Cholerajahren gemacht hatte und mit Rücksicht auf die so bedeutend gestiegene Bevölkerung Steinwärders und des kleinen Grasbrooks wurde beschlossen, dort einen eigenen Districtsarzt einzusetzen. Als sich kein hiesiger Arzt dazu bereit fand, ernannte man 1852 Dr. Peine aus Altona, welcher mit Zustimmung des Landherrn schon seit dem Cholerajahr 1868 dort gewohnt hatte, zum Districtsarzt, wobei er sich aber verpflichten musste, aus dieser Concession keinen Anspruch herleiten zu wollen, sich in der Stadt oder sonstwo im Landgebiet habilitiren zu dürfen. Er versuchte es trotzdem 1855, aber ohne Erfolg und verliess die Stelle 1858. Mehrere Jahre war es unmöglich, einen Arzt für die Vacanz zu finden, erst 1864 erklärte sich Dr. Kerling dazu bereit und erhielt die Concession. In Ochsenwärder ging Dr. Siemssen 1853 ab und zog zur Stadt; ihm folgte Dr. Dierks, der aber schon nach einem Jahre die Stelle aufgab, worauf 1854 Dr. Rautenberg erwählt wurde. Bei dessen Versetzung nach Ritzebüttel übernahm Dr. Rauschenplat den District 1862 und blieb dort bis 1866, um dann nach St. Pauli überzusiedeln. Für ihn kam Dr. Völckers, der bis dahin Districtsarzt in Moorburg gewesen war. In Allermöhe ging Dr. Nölting 1859 ab, um die Stelle des Arztes am hiesigen Werk- und Armenhause zu übernehmen; für ihn trat Dr. Siemers als Districtsarzt ein. In Moorburg und Finkenwärder ging Dr. Heymer 1863 ab, für ihn trat Dr. Völckers ein, der aber schon 1866 nach Ochsenwärder versetzt wurde; sein Nachfolger wurde Dr. Koch. Bei den beiden letzten Vacanzen wurde wieder die Frage erwogen, ob es nicht nothwendig sei, aus lokalen Gründen

den District in zwei zu zerlegen; doch erhoben sich gegen den Plan so erhebliche Schwierigkeiten, dass man damals davon Abstand nehmen musste und es beim Alten liess. Als in dem schlimmen Jahre 1859 die Insel Finkenwärder durch eine gleichzeitige Epidemie von Cholera mit bösartigem Scharlach in grosse Noth gerathen war und zahlreiche Todesfälle daselbst vorkamen, wurde von dem Landherrn provisorisch Dr. Wettern dorthin geschickt und blieb bis die Epidemie erloschen war.

Es fanden sich an Aerzten:

in der Vorstadt St. Georg . . .	1851: 11,	1870: 15
„ „ „ St. Pauli . . .	1851: 5,	1870: 10
„ den Geestlanden Districtsärzte	1851: 4,	1870; 5
„ „ „ Privatärzte .	1851: 6,	1870: 20
„ „ Marschlanden Districtsärzte	1851: 6,	1870: 7
„ „ „ Privatärzte .	1851: —,	1870: —

Das Hamburgische Dorf Geesthacht mit dem Krauel, welches aber unter dem beiderstädtischen Physicat in Bergedorf stand, erhielt einen eigenen amtlichen Arzt in Dr. Behrens, auf Vorschlag des hiesigen Gesundheitsraths.

Wundärzte. — Die Zeit der alten zünftigen Wundärzte war offenbar bereits, ehe mit der neuen Verfassung von 1859 das Amt aufgehoben ward, abgelaufen, das offenbarte sich auch im Landphysicat. Als Gernet es 1851 übernahm, war von den alten Landchirurgen, deren mehrere ganz tüchtige Leistungen aufzuweisen hatten, keiner mehr vorhanden, als Landwer, der in unserer ultima Thule, in den Walddörfern in allerdings ganz gewissenhafter aber höchst gewöhnlicher Weise den letzten dieser Mohikaner repräsentirte, bis auch er 1864 als Invalide vom Schauplatz abtrat. Wie schwer es überhaupt war für das Landgebiet, insbesondere für dessen entferntere Theile, zuverlässige Wundärzte zu erhalten, ist schon früher besprochen worden und diese Schwierigkeiten mehrten sich unter dem letzten Landphysicat noch ganz erheblich. Im Jahre 1851 fanden sich im Ganzen nur zwei wirklich tüchtige und zuverlässige Männer dieses Berufs vor, Hoefft auf dem Grindel (District Eppendorf) und Bodendieck für Hamm und Horn, alle übrigen gehörten in Bezug auf ihre Leistungen nur in die dritte Classe; geschickte Wundärzte zweiter Classe, deren es damals in der Stadt und selbst in den Vorstädten doch nicht wenige gab, liessen sich nicht bestimmen, in den Landdistricten Concessionen nachzusuchen, und das was von dieser Classe sich dazu verstand, war so ziemlich der Abhub. Allzugross war indess der damit verbundene Nachtheil schon deshalb nicht, weil die jüngeren Districtsärzte fast ohne Ausnahme sich bereits mit Chirurgie beschäftigt hatten und somit den meisten dahin gerichteten Anforderungen Genüge leisten konnten, auch ausserdem schwere operative Fälle, wenn es irgend thunlich war, in das allgemeine Krankenhaus geschickt wurden. Als 1853 bei uns ein recht lebhafter Kampf zwischen dem Gesundheitsrath und dem Amt der Wundärzte ausgebrochen war, weil Wundärzte erster und zweiter Classe allzusehr ihre Competenz überschritten, hatte das Landgebiet wenig darunter zu leiden, da man dort das Institut erster Classe gar nicht kannte und den Unterschied zwischen zweiter und dritter zu ignoriren in der Lage war. Uebergriffe Einzelner kamen allerdings auch vor und veranlassten, zumal in den Vorstädten und im Geestgebiet, einige ernste Bestrafungen, wie denn in St. Georg einem älteren Chirurgen wegen wiederholter gröblicher Uebertretung seiner Competenz schliesslich durch Senatsdecret die Praxis gänzlich entzogen wurde. Auch den in Finkenwärder concessionirten Wundarzt 2. Cl. Gerke wurde wegen bedenklicher und stets wiederholter Uebertretung seiner Competenz und wegen ärztlicher Pfuscherei 1858 die Concession entzogen und ihm erst 1865 auf sein inständiges Bitten für St. Pauli wieder ertheilt.

Im Wesentlichen waren alle Landdistricte mit Wundärzten versehen und somit für die Besorgung der sogenannten niederen Chirurgie und etwaiger Assistenz der Districtsärzte Sorge getragen.

Mit diesen wenigen Bemerkungen können wir das Capitel über die Wundärzte schliessen und uns die Mühe sparen, ihre ziemlich gleichgültigen Namen zu nennen. Etwas anders stellte sich die Sache in den Vorstädten, namentlich in St. Pauli, wo der lebendige Verkehr mit dem Hafen ein lebhafteres Bedürfniss nach chirurgischer Hülfe erzeugte. Hier hielten sich auch immer noch einige Männer in Ansehen als Chirurgen, u. A. Tempel sen. und Trautmann, welchen auch eine beschränkte Competenz als Med. Practici stillschweigend zugestanden wurde. Hier war zugleich ein Wundarzt 1. Cl. Buchwald. In St. Georg war das nicht der Fall und wurde schon deshalb weniger empfunden, weil die Hülfe des allgemeinen Krankenhauses so nahe zur Hand lag.

Hebammen. — Mit den Hebammen hatte das Landphysicat fast noch mehr Last als mit den Wundärzten; immer waren die Schwierigkeiten gross um nur einigermassen tüchtige Frauen für die entfernteren und kleinen Districte zu gewinnen und Vacanzen in ihnen rechtzeitig auszufüllen. Diejenigen, welche unseren Hebammen-Cursus zur Befriedigung absolvirt hatten und damit zum Hebammendienst zugelassen waren, drängten nahezu alle nach der Stadt oder den nächsten Umgebungen, und im übrigen Landgebiet war man darauf angewiesen, geeignete Frauen aus den einer Hebamme benöthigten Bezirken in den Cursus zu schicken, wobei es wohl vorkam, dass sie das Examen nicht gut bestanden und man bei ihrer schliesslichen Zulassung hinsichtlich ihrer Mängel ein Auge zudrücken musste, um die Stelle nur besetzen zu können. In manchen Fällen war man genöthigt, eine Auswärtige zu nehmen, was die Behörde ungern that, da solche Bewerber, die anderswo nicht hatten ankommen können, gerade nicht zu den tüchtigeren gehörten. Die pecuniäre Stellung unserer Landhebammen wurde während des letzten Landphysicats im Jahre 1864 durch Erhöhung des Gehaltes um 25 pCt. und 1869 durch Bewilligung von jährlich Crt. Mark 50 als Entschädigung für den aufgehobenen § 33 der Instruction erheblich verbessert und insbesondere war der Gesundheitsrath, durchdrungen von dem hohen Werth, welchen die öffentliche Sanitätspflege auf eine genügende Zahl tüchtiger Hebammen zu legen hat, stets geneigt für die schlechten Stellen seinerseits Zuschüsse an Geld anzuweisen. Damals konnte er das, weil er über ein genügendes festes jährliches Budget frei verfügen durfte, eine Einrichtung, welche, wennschon nach der neueren volkswirthschaftlichen Schablone nicht völlig correct, doch die damalige Sanitätspflege wesentlich gefördert hat und niemals missbraucht worden ist. Es war auch dadurch möglich, mehrmals alten, nicht mehr leistungsfähigen aber sonst verdienten Hebammen eine Pension auf ihre alten Tage zuzuwenden, andere in Krankheitsfällen zu unterstützen, was bei den später veränderten Verhältnissen wohl recht schwierig gewesen wäre. Strenge musste man darauf halten, es den Landhebammen zu verwehren, in die Stadt zu ziehen, eine Befugniss, welche mit dem Aufhören der Concession sich allerdings schwer aufrecht erhalten liess; manche von ihnen hatten nur deshalb eine Concession angenommen, um auf diesem Umwege in die Stadt zu wandern. Es wurde ihnen dies indess jedesmal vom Gesundheitsrath abgeschlagen. Später suchte man sich damit zu helfen, dass die Frauen sich contractlich für mehrere Jahre verpflichten mussten. Viel Verdruss hatte das Landphysicat von den Frauen, welchen der übelbeleumundete Dr. Ed. Krüger unbefugter und deshalb unzulässiger Weise Unterricht gegeben und sie damit nach seiner Art zu Hebammen ausgebildet hatte, worüber er ihnen dann von der Behörde für ungültig und werthlos erklärte Zeugnisse ausstellte. Als diese Frauen, deren es sechs oder sieben gab, nun, von ihm ermuntert, anfingen, auf eigene Hand das erlernte Geschäft zu betreiben, insbesondere auch in den der Stadt zunächst gelegenen ärztlichen Districten, musste der Gesundheitsrath, der solches Unwesen begreiflicher Weise nicht gutheissen durfte, die Hülfe der Polizei-Behörde und der Gerichte in Anspruch nehmen. Nach vielen Kämpfen und grossem Lärm in der Tagespresse wurden sie theils zur Ruhe gebracht, theils nach einem ihnen bewilligten Examen als hiesige Hebammen zugelassen; doch erhielt keine von ihnen eine Concession im Landgebiet, obschon die Zahl der Districtshebammen um diese Zeit erheblich vermehrt wurde. Von 1852—1858 sind neunzehn Frauen concessionirt.

Um geeignete tüchtige Hebammen zur Bewerbung bei Vacanzen aufzumuntern, suchte der Landphysicus ein Aufrücken aus weniger einträglichen in die besseren Stellen einzurichten, was sich im Ganzen auch als wirksam bewährt hat. — Manche Differenz entstand in den Grenzdistricten dadurch, dass entweder unsere oder die fremden Hebammen Geburten auf dem anderen Territorium übernahmen, wodurch sich dann entweder die unsrigen oder die fremden beeinträchtigt glaubten und bei ihren respectiven Behörden Lärm schlugen; am meisten Unruhen derart gab es in St. Pauli wegen der Altonaer Hebammen. Gegen Ende des Landphysicats fanden ziemlich langwierige Verhandlungen wegen der Freizügigkeit statt. Dr. G. Buek (seit 1868 Mitglied des Gesundheitsraths für Geburtshülfe) hatte, sich stützend auf § 30 der Gewerbeordnung vom 21. Juni 1869, das Recht der innerhalb des Norddeutschen Bundes approbirten Hebammen auch bei uns der Praxis halber sich niederlassen zu dürfen, zu seinem

Credo gemacht. Die Majorität des Gesundheitsraths war indess anderer Ansicht und verweigerte mehreren Altonaer Hebammen, welche aus dem Gewerbegesetz des Norddeutschen Bundes solche Berechtigung herleiten wollten, bei uns die Aufnahme. Die definitive Regelung dieses streitigen Punktes wurde bis zur Reorganisation des bisherigen Collegiums verschoben; mit der Prüfung der Hebammen sollte es bleiben wie bisher. Schon seit 1865 waren sie gleich den Geburtshelfern verpflichtet, jeden Montag auf bestimmten Formularen die Geburten der verflossenen Woche beim Civilstandsamt einzureichen; dasselbe galt für fremde Hebammen, welche auf unserem Gebiet Geburten besorgt hatten; die vierteljährlichen Listen für den Gesundheitsrath sollten auch beibehalten werden. Die verschiedenen Zwangsgebühren unserer Districtshebammen für alle Entbindungen, welche in ihrem Concessionsbezirk von fremden Aerzten oder Hebammen besorgt waren, kamen 1869 durch eine feste Gehaltszulage in Wegfall.

Dr. G. Buek, der sich sehr energisch der Reform unseres in mancher Beziehung verbesserungsbedürftigen Hebammenwesens angenommen hatte, entwarf eine revidirte Instruction für die Hebammen der Stadt und deren Gebiet, welche im Wesentlichen angenommen und demgemäss am 6. August 1870 als Gesetz publicirt wurde.

Apotheken. Die Zahl der Apotheken in den beiden Vorstädten blieb unverändert, nur die Eigenthümer wechselten gelegentlich. In St. Pauli durfte Scholvin die seinige nach dem Wilhelmsplatz verlegen; er präsentirte 1855 dem Patronat den bis dahin Apotheker in Moorburg gewesenen Mühlhan zur Uebertragung seiner Concession, was auch genehmigt wurde, aber kaum etwas länger als ein Jahr dauerte, weil sich dann herausstellte, dass Mühlhan sich im Geschäft höchst pflichtwidrige Handlungen hatte zu Schulden kommen lassen, worauf ihm die Concession wieder genommen wurde. Dieser Fall und ein anderer, in welchem aber die Stelle nicht durch Verschuldung, sondern durch Tod vacant wurde, gab dann den Anlass das Verfahren bei solchen Erledigungen gesetzlich zu regeln, worauf noch zurückzukommen ist. Mühlhan's eingezogene Concession kam 1855 an Albrecht und 1863 an den bis dahin in Moorfleth gewesenen Riemann. Bornemann übergab seine (die vordem Riewe'sche) Apotheke unter Zustimmung der Behörde seinem Stiefsohn Riewe.

Die Concession von Schickedantz auf dem Schulterblatt wurde 1855 durch den Tod erledigt; der Wittwe ward, um nach Beendigung seiner pharmaceutischen Ausbildung dem Sohn das Geschäft zu erhalten, erlaubt, dasselbe für mehrere Jahre durch einen beeidigten Provisor verwalten zu lassen. 1861 erhielt, nach wohlbestandenem Examen der junge Schickedantz die Concession seines Vaters. In St. Georg übertrug mit Genehmigung des Patronats Olshausen seine Apotheke auf der Langenreihe 1853 an Statham, dieser sie 1869 an Dr. Rötger. Die Apotheke von Albers senr. am Steindamm wurde 1866 auf dessen Sohn übertragen. Mit Zustimmung der Behörde wurde 1859 die Räuper'sche Apotheke vom Stadtdeich in die Banksstrasse verlegt und ihr zugleich auf 10 Jahre vom Landherrn der Marschlande die Anlage einer Dispensirstube auf dem Billwärder Neuendeich, wegen der dort so oft in schlimmster Weise aufgetretenen Cholera, bewilligt. Im Jahre 1870 wurde die Apotheke, nachdem schon die Dispensirstube wieder eingegangen war, an Storch übertragen und in die Spaldingstrasse verlegt.

Im Gebiet der Geestlande wurde im District Eppendorf, mit Rücksicht auf die zunehmend rasch steigende Bevölkerung in der Gegend vor dem Dammthor, dem Apotheker Weber im Jahre 1851 eine Concession für die Vogtei Rotherbaum und im mittleren Geestdistrict dem Apotheker Radecke für die auf Hohenfelde ertheilt. Nun verlangte der Landherr, der Districtsarzt Dr. Hartmann in Barmbeck, wohin Hohenfelde gehörte, solle seine Handapotheke aufgeben, wogegen dieser Einspruch erhob, weil die neue Apotheke zu weit von Barmbeck entfernt sei, was denn auch schliesslich als berechtigter Einwand anerkannt werden musste. Als aber 1853 das neuerrichtete Werk- und Armenhaus das Recht beanspruchte, in der Anstalt eine eigene Apotheke einzurichten, wurde ihm dies nicht zugestanden, ebensowenig später dem katholischen Marienkrankenhaus in St. Georg, welches denselben Anspruch erhoben hatte; beide Anstalten wurden genöthigt, ihren Arzneibedarf aus einer unserer Apotheken zu beziehen. Nur das allgemeine Krankenhaus behielt das Recht, sich für seinen nöthigen Bedarf an Arzneien eine eigene Apotheke in der Anstalt zu halten. — Der Apotheker Radecke starb schon 1856 mit Hinterlassung von Frau und Kindern, die mässigen Geldmittel, die er besass, hatte er in das Geschäft hineingesteckt, aber aus demselben während der paar Jahre seiner Thätigkeit Nichts erübrigen können. Einen Verkauf, welchen die Wittwe — der ausnahmsweise gestattet wurde, das Geschäft für einige Zeit noch durch einen beeidigten Provisor führen zu lassen — beabsichtigte, konnte die Behörde gesetzlich nicht genehmigen, wünschte aber begreiflicher Weise für sie und ihre Kinder möglichst Sorge zu tragen. Die Concession sollte dem Staat nur die Möglichkeit gewähren, eines untüchtigen oder gewissenlosen Apothekers im Nothfall sich entledigen zu können und einen besseren an seine Stelle zu setzen, ihre Entziehung aber, die persönliche Ahndung seines Missverhaltens, sollte nicht ausserdem noch durch pecuniären Ruin gestraft werden und gar in einem Falle, wie bei Radecke, wo durch den Tod die Concession erloschen war, während dessen Inhaber in pflichtgetreuester Weise seinem Beruf obgelegen hatte und vom Schicksal ereilt war ehe er Früchte seiner Arbeit geerndtet, konnte und durfte doch nicht davon die Rede sein, einem anderen eine solche Brotstelle zu geben ohne ihn zu einer angemessenen Entschädigung an die des Ernährers beraubte Familie des bisherigen Inhabers zu verpflichten. Der Gesundheitsrath beantragte demgemäss beim Senat, dass erstens bei erledigten Apotheken-Concessionen jedesmal eine Concurrenz ausgeschrieben werde, zweitens die Concession durch den Landherrn dem Bewerber, welcher vom Gesundheitsrath gutachtlich als der tüchtigste der Concurrenten bezeichnet sei, ertheilen zu lassen, drittens denjenigen, welcher die Concession erhalten, zu verpflichten, der Wittwe oder den Kindern des früheren Inhabers (anderen Verwandten nicht) eine Vergütung für den Werth des Geschäfts in Geld zu zahlen, je nach Umständen den fünf- oder zehnfachen Theil des Nettoertrages, der von einer zuständigen Behörde ermittelt werden sollte. Der Senat nahm seinerseits diese Vorschläge an, mit Ausnahme der landherrlichen Verpflichtung, jedesmal eine Concurrenz auszuschreiben und erliess unter dem 4. Juli 1856 eine dahingehende Bekanntmachung. Seitdem ist dies Verfahren bei durch den Tod erledigten Apotheken-Concessionen im Umfange des Landgebiets massgebend geblieben. — An Stelle von Radecke erhielt Jansen die Apotheke unter der Bedingung, sie etwas näher nach Barmbeck zu verlegen; auf diese Weise ist sie an die Ecke der Kuhmühle und Güntherstrasse gekommen. Jansen wurde 1864 verpflichtet, auf der Uhlenhorst eine Dispensirstube einzurichten, als der Gesundheitsrath dem Apother Hirsekorn das Gesuch, dort eine selbstständige Apotheke zu errichten, trotz einer von zahlreichen Einwohnern der Gegend unterschriebenen Supplik abgeschlagen hatte. Erst 1870 wurde dem Apotheker Gerlach eine Concession für eine ordentliche Apotheke auf der Uhlenhorst ertheilt. — Die Barmbecker hatten, unter Bezugnahme auf die dort so steigende Bevölkerung, schon 1842, damals aber vergeblich, um eine Apotheke supplicirt und erhielten sie erst 1870, als Kirsten für Barmbeck concessionirt wurde; damit ging dann die letzte ärztliche Handapotheke ein. Für den neuen ärztlichen District Eimsbüttel wurde 1870 dem Apotheker Ulrich eine Concession ertheilt und er verpflichtet, auf dem Schlump das Geschäft zu eröffnen. Die durch Weber's Tod (1870) erledigte Concession für die Vogtei Rotherbaum wurde dem Apotheker Hasselbach 1871 übertragen; mit Genehmigung der Behörde verlegte er das Geschäft nach dem Mittelweg.

In den Marschlanden gab es ganz erhebliche Veränderungen mit den Apotheken. In Moorfleth hatte Riemann schon seit 1849 eine Apotheke eröffnen dürfen. Seit längerer Zeit, insbesondere bei den Choleraepidemien, war es als ein Uebelstand empfunden, dass die meilenlang am Deich sich hinziehenden Gemeinden Billwärder a./d. B., Allermöhe und die von ihnen durch die Dove-Elbe getrennten Districte Ochsenwärder und Tatenberg von der, zumal bei schlechter Jahreszeit, auf schlimmen Wegen sehr schwer zu erreichenden Apotheke in Moorfleth so weit entfernt lagen; deshalb wurde der Vorschlag des industriellen dortigen Apothekers Riemann, ihm die Anlage von drei Dispensirstuben, in Billwärder a./d. Bille, in Allermöhe und in Ochsenwärder, zu gestatten, nicht nur von den Gemeinden, sondern auch vom Landherrn günstig aufgenommen und der Gesundheitsrath stimmte trotz mancher Bedenken schliesslich dem Vorschlage bei. Seine Bedenken waren nicht unbegründet insofern solche Dispensirstuben stets recht erhebliche Mängel in sich bergen. Für sie lassen sich gute Gehülfen schwer finden und ist der Principal fast immmer auf ein abgenutztes und unzuverlässiges Personal angewiesen. Dies ist um so bedenklicher, als in diesem Falle, drei Dispensirstuben unter Controle der Mutterapotheke gestellt wurden, welche schon bei einer einzigen leicht ungenügend ausfällt.

Doch gab es davon Ausnahmen, insofern die unter Aufsicht und Verantwortung des Herrn Räuper stehende Dispensirstube auf dem Billwärder Neuendeich stets musterhaft verwaltet wurde. Das Landphysicat suchte nach Kräften für die nöthige Controle zu sorgen, doch gelang dies nur theilweise; es war aber um so nöthiger, als damals in der Mutterapotheke selbst Gesetzwidrigkeiten durch untreue Gehülfen vorgekommen waren, für welche freilich der Principal haften musste. Die älteste Dispensirstube war die auf Finkenwärder, welche zur Moorburger Apotheke gehörte, aber stets nur ein kümmerliches Dasein gefristet hat. Riemann in Moorfleth gab seine Concession 1863 zurück und überliess mit Genehmigung der Behörden die Apotheke mit den drei Dispensirstuben dem Apotheker Donner. 1866 hatte der Hamburger Apothekerverein eine Concession für eine Dispensirstube auf Steinwärder, welche dessen Bewohner dringend gewünscht hatten, nachgesucht und vom Landherrn auf Gutachten des Landphysicus auch erhalten. Somit gab es um diese Zeit im Landgebiet sieben Dispensirstuben. Die erste von ihnen, welche einging, war die in Ochsenwärder. Donner hatte mit Genehmigung der Behörde seine Apotheke in Moorfleth mit den drei Dispensirstuben an die Apotheker Gerves und Koch überlassen. Die neuen Concessionsinhaber planten nun eine Trennung und suchten um die Erlaubniss nach, in Ochsenwärder eine selbstständige Apotheke zu errichten, Koch wollte sie übernehmen. Der Landherr und der Gesundheitsrath stimmten dem bei. Gerves blieb in Moorfleth mit den Dispensirstuben zu Billwärder und Allermöhe. 1870 wurde ihnen gestattet die Apotheke nach Rothenburgsort zu verlegen, wobei die Dispensirstube von Räuper auf dem Billwärder Neuendeich einging und die von Allermöhe weiter hinauf nahe an Moorfleth verlegt wurde. Die Apotheke in Moorburg hatte durch Verschulden des Besitzers Mühlhan an Vertrauen und Kundschaft bedeutend verloren, trotzdem wusste er durch falsche Vorspiegelungen und offenbaren Fälschungen sich einen Käufer zu verschaffen, sowie die Behörde zu täuschen. Die von ihm abgegebene Concession erhielt der Apotheker Ehlers, hatte aber das Geschäft viel zu theuer bezahlt und wurde nun gegen Mühlhan klagbar; in Folge dessen und wegen Unrechtfertigkeiten, welche dieser in der Apotheke in St. Pauli, deren Concession er vom Patronat bekommen, begangen hatte, wurde ihm nicht allein letztere aberkannt, sondern er auch zu sechswöchentlichem Gefängniss verurtheilt und dies Urtheil vom Senat bestätigt. Das Amt Bergedorf, damals noch beiderstädtisch, ersuchte 1851 unseren Senat, die dortige Apothekenvisitation durch die Commission des Gesundheitsraths übernehmen zu lassen, was ihm auch zugestanden wurde. In Bezug auf die Häfen wurde 1858 auf Antrag des Gesundheitsraths vom Senat angeordnet, dass Auswandererschiffe nach überseeischen Häfen verpflichtet werden sollten, und zwar bei Strafe im Unterlassungsfalle, ein bestimmtes Quantum namentlich gemachter Arzneien in von hiesigen Apotheken gelieferten Medicinkisten auf ihren Fahrten mitzunehmen; auch wurde beschlossen, ein dazu passendes Arzneibuch anfertigen zu lassen, was indess ein guter Vorsatz blieb und nicht zur Ausführung kam. Im Jahre 1868 wurde für unseren Staat das Grammgewicht in den Apotheken eingeführt.

Durch die Hinzuziehung der Vorstadt St. Georg zur Stadt im Jahre 1868, womit dort das bisherige Patronat aufhörte, war auch die Behörde, welche bis dahin die dortigen Apotheken-Concessionen ertheilt hatte, hinfällig geworden. Der Senat beschloss 1869, dass bis auf Weiteres, wenn der Gesundheitsrath die Verkaufsbedingungen geprüft und zulässig befunden habe, eine Anzeige der Uebertragung der Concession an den neuen Käufer bei der Sanitätsbehörde genügen solle. Im Jahre 1870 wurde publicirt, dass Apotheker aus dem Gebiete des Norddeutschen Bundes, falls deren Urkunden über Approbation geprüft und zulässig befunden seien, bei uns zur Concessionirung zugelassen werden können.

Bei Aufhebung des Landphysicats im Jahre 1871 bestanden Apotheken: in St. Pauli 4, in St. Georg 4, im Gebiet der Geestlande 7, in den Marschlanden 3 mit 4 Dispensirstuben.

Thierärzte und Veterinairwesen. Unter der Leitung des ebenso tüchtigen als zuverlässigen Polizei-Thierarztes Schrader sen. war der Zustand unseres Veterinairwesens auch im letzten Landphysicat ein äusserst befriedigender und wenn sich einzelne Mängel bemerkbar machten, lag es weniger an ihm als daran, dass nicht die nöthigen Vorkehrungen für ein energisches Verfahren vorhanden waren. Es fehlte im Landgebiet an der genügenden zuverlässigen Polizeimannschaft um sanitätswidrige Vorgänge rechtzeitig zur Kenntniss der Behörde zu bringen, sowie am Einverständniss zwischen unserer und den nachbarlichen Behörden, um bei Epizootien rechtzeitig ein gleichmässiges Einschreiten als wichtigste Garantie für den Erfolg der anzuordnenden Massregeln herbeizuführen und endlich fehlte es damals noch an einem erst später erlassenen Gesetz über staatliche Entschädigung für Thiere, welche aus sanitarischen Gründen von der Veterinairpolizei getödtet wurden. — Im Ganzen war der Gesundheitszustand der Hausthiere in unserem Landgebiet von 1851 bis 1871 ein recht befriedigender. Schwere Epizootien sind nicht vorgekommen, haben sich wenigstens nicht ausgebreitet, was wesentlich der Umsicht und Energie Schrader's zu verdanken ist. Leider war er 1860 genöthigt wegen Alterschwäche sich vom amtlichen Dienst zurückzuziehen; seinem ihm nun adjungirten Sohn muss man das Zeugniss tüchtigen thierärztlichen Wissens und unermüdlicher Pflichttreue geben, wenn ihm gleich die Fähigkeit für die Oberleitung unseres gesammten Veterinairwesens nicht in dem Masse wie seinem Vater zu Gebote stand. Als dieser 1869 starb, wurde er definitiver Polzei-Thierarzt. Eine ausreichende Anzahl jüngerer auf guten Thierarzneischulen ausgebildeter Thierärzte ist während der zwanzig Jahre des letzten Landphysicats concessionirt worden, wodurch es auch gelang das Pfuscherwesen bei erkrankten Hausthieren viel gründlicher zu beseitigen als in der Praxis bei kranken Menschen. Wenn dem Bauer die Kuh oder das Pferd erkrankt, scheut er die oft bedeutenden Kurkosten viel weniger als wenn seine Frau darniederliegt. Im Jahre 1870 wurde zuerst Thierärzten aus dem Reichsgebiet, falls sie dort gültig approbirt waren, die Niederlassung und Praxis bei uns gestattet.

Eine wirkliche Landplage war die Hundswuth, die uns seit 1829 verschont hatte, aber 1851 wieder ausbrach und uns dann Jahre lang in Unruhe erhielt. Allerdings theilten wir die Calamität mit einem grossen Theil von Norddeutschland, doch war sie auf dem linken Elbufer verhältnissmässig selten; sie war früher als Epizootie in den Jahren 1818, 22, 24, 28 u. 29 vorgekommen. Nach dem neuen Ausbruch 1841 steigerte sie sich 1852 und 1853 sehr rasch — es wurden 256 Fälle wirklicher Tollwuth durch die Section constatirt — dann liess sie an Frequenz nach bis 1859, um sich nun wieder bis 1868 häufiger zu zeigen, doch niemals mehr in der früheren Höhe; von diesem Jahre an werden nur in einzelnen Jahren einige Fälle gemeldet. Dass die Infection in der grossen Mehrzahl der Erkrankungen nur durch den Biss übertragen wird, ist allgemein auch bei uns anerkannt, doch kamen immer vereinzelte Fälle vor, in denen man eine spontane Entstehung anzunehmen genöthigt ward. Gemassregelt wurde allerdings eifrig, aber immer nur stossweise und nicht in Gemeinschaft und nach gleicher Methode mit den Nachbarstaaten. Man war damals, und das hing mit der politischen Lage zusammen, sehr wenig geneigt zu solchen gemeinschaftlichen Vorgehen; das Gefühl der eigenen Souverainität war noch zu mächtig. Eine Hundesteuer wurde nochmals in Anregung gebracht, aber erst 1866 eingeführt. Waren die Behörden mitunter inconsequent in ihrem Vorgehen, so unterstützte das Publikum sie meistentheils gar nicht; heute nach Hülfe schreiend war es morgen schon gleichgültig, einmal heischte es die äusserste Strenge, dann war es widersetzlich gegen scharfes Vorgehen. Wie gross die Zahl der tollen Hunde war, mag sich aus folgenden Ziffern ergeben: von 1851 bis 1859 sind 592 Fälle wirklicher Tollwuth constatirt, von 1860 bis 1868 144, zusammen also 736. Auch bei anderen Thieren entwickelte sich nicht selten die Wuthkrankheit durch Biss toller Hunde, so bei 13 Pferden, einer Anzahl von Kühen, Ziegen, Schafen und Schweinen. An Hydrophobie in Folge Hundsbisses sind im Ganzen seit 1851 6 Menschen gestorben, während bei mehren hundert durch Biss Verletzten keine schlimmen Folgen eintraten. Nach der Einführung der Hundesteuer hat sich die Zahl dieser Thiere vermindert; auf über 11 000 Unversteuerte im Jahre 1866, kamen 1867 nur 8665 und etwa die gleiche Zahl in den folgenden Jahren. Durch die, lange Zeit täglichen Razzien des Frohns, wurden von 1860 bis 1868 3434 Hunde getödtet. Aus der Betrachtung dieser über 17 Jahre dauernden Landplage ergiebt sich zur Evidenz, dass man ihr wohl hätte vorbeugen, wenigstens sie früher los werden können, wenn man in Gemeinschaft mit den angrenzenden Ländern nach correcter energischer Methode und nach einem einheitlichen Plan vorgegangen wäre. Tröstlich ist wenigstens die Erfahrung gewesen, dass, trotzdem im Verlauf der so lange Jahre sich hinziehenden Epizootie eine Menge Menschen von zweifellos tollen Hunden gebissen wurden, doch im Ganzen nur so wenige von Wuthgift inficirt wurden und dann gestorben sind. Eine der wirksamsten Massregeln wurde 1860 im Landgebiet eingeführt, nach welcher alle von tollen oder der Tollwuth verdächtigen Hunden gebissene Thiere rücksichtslos getödtet wurden. 1869 wurde eine scharfe Maulkorbordnung eingeführt. — Die Maul- und Klauenseuche kam bei dem Rindvieh in den 50er Jahren zwar auch gelegentlich, aber lange nicht so häufig und so weitverbreitet vor als in den späteren Jahren, was mit der stärkeren Zufuhr und dem Transport in den Viehwagen der Eisenbahn, in denen die nöthige Reinlichkeit und regelmässige Desinfection sehr vernachlässigt war, zusammenhing. Wiederholt war die Befürchtung ausgesprochen worden, dass die Milch von an Maul- und Klauenseuche erkrankten Kühen als Kindernahrung, zumal im Säuglingsalter nachtheilig sei; der namhafte Thierarzt Professor Helbig hatte eigends davor gewarnt. Während der starken Epizootie im Jahre 1869 hatte der Gesundheitsrath sich eingehender mit dieser Frage zu beschäftigen. Nach sehr ausgedehnten genauen Untersuchungen konnte er zum Resultat gelangen, dass derartige Nachtheile bei uns nicht zu constatiren seien, es sich aber jedenfalls empfehle, zur Zeit solcher Erkrankungen unter den Kühen, Milch immer nur gekocht zu geben. Bei den contagiösen Krankheiten unter dem Rindvieh äusserten sich die Nachtheile des nicht rechtzeitigen Zusammengehens mit den Nachbarbehörden, wovon schon bei der Hundswuth die Rede war, gleichfalls in recht unangenehmen Folgen; insbesondere bezieht sich dies auf die oben schon angedeutete Verbreitung der so hochcontagiösen Maul- und Klauenseuche durch die Viehwagen der Eisenbahnen. Es war recht schwierig hierin Wandel zu schaffen, weil man mit Verwaltungen verschiedener Regierungen zu verhandeln hatte. So häufig die Seuche auch bei uns auftrat und so viele Thiere davon ergriffen wurden, war sie doch im Verlauf stets gutartig. Sie gab Veranlassung zu einer Massregel, die dringend geboten war, um ihre Weiterverbreitung beim Weidegang des Viehs zu verhüten. Grosse Mengen Rindviehs werden im Sommer auf die ausserhalb der Deiche befindlichen grossen Grasweiden der Elbe getrieben, welche als Freiweiden verschiedenen Landgemeinden gehören; besonders gross und stark frequentirt ist die Billwärder Freiweide. Die zu ihrer Benutzung berechtigten Personen nahmen alle Sommer eine Menge fremden Viehes ausser ihrem eigenen gegen Entgelt dorthin und so war schon öfter von unseren Thierärzten diese Freiweide als ein bedenklicher Infectionsheerd bezeichnet worden. Dem wurde nun dadurch vorgebeugt, dass sie 1855 unter thierärztliche Controle gestellt und Keinem gestattet wurde Vieh dorthin zu treiben, welches nicht vorher vom Districts-Thierarzt untersucht und gesund befunden war, was dann durch ein Brennzeichen erkennbar gemacht ward. Auch die Controle über die Viehmärkte, sowohl die stehenden als auch die gelegentlichen in den verschiedenen Gemeinden, wurde um diese Zeit erheblich verschärft; zu dem Ende wurden auch 1857 Visitationen bei den Landschlachtern durch die Districts-Thierärzte angeordnet. Wesentlich gab dazu Veranlassung die wohlbegründete Furcht vor dem Einschleppen der contagiösen Lungenseuche, welche seit 1844 in unserem und den benachbarten Territorien herrschte. Schleswig-Holstein hatte sich schon 1852, Hannover 1857 abgesperrt, was Hamburg anfangs nicht thun wollte, weil es durch die Massregeln der umgebenden Länder mit geschützt sei. Der Gesundheitsrath erliess an das Publicum eine Belehrung über die Krankheit und eine Verwarnung; später erfolgte auch bei uns ein Einfuhrverbot. Dennoch wusste sich die Seuche sowohl in Holstein als auch in Hannover Eingang zu verschaffen. Zuletzt war sie bei uns 1849 aufgetreten. Erst 1856 zeigte sie sich wieder auf der Insel Rugenbergen, im selben Jahre auch auf der hohen Geest in Langenhorn, 1858 auf dem Hammerdeich, 1862 wieder in Rugenbergen und 1868 in dem Kuhstall des Werk- und Armenhauses. Die Mandate gegen Vieheinfuhr aus inficirten Ländern und die Forderung von amtlichen Gesundheitspässen 1856 und 1857 hatten nicht sonderlich genutzt. Je wichtiger es ist, bei dieser Seuche nicht allein die erkrankten, sondern auch die der Infection verdächtigen Thiere zu tödten, umsomehr entbehrten wir damals einer gesetzlichen Bestimmung über die Entschädigung der betroffenen Eigner; gerade in Bezug der verdächtigen Thiere war dadurch die Wirksamkeit der Veterinairbehörde sehr in Frage gestellt und behindert. Dennoch gelang es der Wachsamkeit und Energie unserer Sanitätspolizei alle diese Krankheitsherde zu isoliren und der Weiterverbreitung der Seuche mit Erfolg entgegen zu treten. Ermöglicht wurde dies nur dadurch, dass wir dabei eine Centralstelle hatten und nicht mehr verschiedene Behörden commandirten. — Eine viel grössere Gefahr als von der Lungenseuche drohte uns durch die Rinderpest, welche aus den russischen Steppen ihren Weg über Deutschland nach Holland und England gefunden und in diesen beiden Ländern den Rindviehstand nahezu decimirt hatte. Norddeutschland blieb damals (1865) noch verschont, aber die Gefahr, es werde von England aus auf dem Seewege die Infection auch bei uns eindringen, erschien so gross, dass der Senat 1866 mehrere Mandate erliess, nach denen jede Zufuhr aus diesen Ländern nicht allein von Vieh, sondern auch von Häuten, von Viehfutter, Streu und Stallutensilien etc. bei schwerer Strafe verboten sein solle. Dies Verbot wurde im October 1867 aufgehoben, musste aber wieder erneuert werden, als sich die Krankheit in Mecklenburg gezeigt hatte, konnte aber leider nicht verhindern, dass auch bei uns die Seuche im Jahre 1872 auftrat. Die Eröffnung des neuen Viehmarktes auf der Sternschanze gab Veranlassung zu zweckmässigen Anordnungen über bessere thierärztliche Controle und darauf Bezug habende Einrichtungen.

Die Schweine gaben unserer Sanitätsbehörde oftmals Anlass zum Einschreiten. Im Anfang der 50er Jahre kam das sogenannte heilige Feuer (anthrax erysipelaceus) derselben bei uns zwar nicht gerade als Epizootie vor, aber doch im ganzen Landgebiet in vielen vereinzelten Fällen. Die Krankheit ist zweifellos contagiös typhöser Natur und der Genuss des Fleisches daran erkrankter Thiere sehr bedenklich. Vielfach hatten nun die betreffenden Eigner erkrankender Schweine nichts Eiligeres zu thun, als schon bei den ersten Symptomen der Erkrankung das Thier zu schlachten und es auf dem Lande durch hausirende Schlachter und in der Stadt durch Hineinschmuggeln in den Consum zu bringen. Nur durch scharfe Controle und namhafte Strafen vermochte man dem Unwesen zu steuern. — Seitdem die Entstammung der Bandwürmer des Menschen aus den Blasenwürmern (Finnen) der Schweine in neuerer Zeit zweifellos festgestellt war, verfolgte die Veterinairpolizei diese Thierkrankheit mit grösserer Aufmerksamkeit als früher und wurde der Gesundheitsrath zu mehreren Malen aufgefordert sich darüber zu äussern, ob das Fleisch von finnigen Schweinen als gesundheitsnachtheilig angesehen werden müsse. Selbst das Handelsgericht erbat sich 1855 ein Gutachten darüber. Es erklärte sich dahin, dass Schweine, welche nur wenige Finnen zeigten und in ihrem übrigen Gesundheitszustand dadurch nicht gelitten hätten, allerdings zwar finnige Schweine seien, ihr Fleisch und Speck aber, wenn es völlig gar gesotten oder gebraten wäre, nicht als gesundheitsnachtheilig erachtet werden könne. Ein hiesiger Schlachter freilich, der wegen Verkauf finnigen Fleisches in Strafe genommen war, schickte nun dem Gesundheitsrath eine Schadenrechnung, welche dieser indess nicht honorirte. Häufig genug allerdings zeigte sich der Bandwurm des Menschen, gab aber auch zu gewinnsüchtigen Betrügereien Anlass. Ein von früherer Zeit her für Bandwurmkuren Concessionirter wurde überführt, dass er, um den Patienten einen augenscheinlichen Beweis der glänzend bewährten Kur zu geben, ihnen für solche Fälle bereit gehaltene Bandwürmer von Hunden gezeigt hatte.

Die Trichinenkrankheit, obschon an anderen Stellen bereits bekannt, wurde bei uns erst 1863 durch einen Fall im allgemeinen Krankenhause von Dr. Tüngel constatirt und damit auch die Erklärung für manche früher beobachtete Fälle von schweren Erkrankungen durch sogenanntes Wurst- oder Schinkengift gegeben; dies liess sich auf das Unzweifelhafteste nachweisen als ein paar Jahre später einer derjenigen, welche 1851 an einer Schinkenmahlzeit, in Folge welcher etwa 10 Personen erkrankten und mehrere starben, Theil genommen hatte, im Allgemeinen Krankenhause starb, wo er längere Zeit als Geisteskranker gewesen war. Bei der Section fanden sich in seinen Muskeln Tausende von eingekapselten aber noch lebendigen Trichinen und drei mit dem Fleisch gefütterte Thiere erkrankten auf's Heftigste an der Trichinose, was deren Section nachwies, trotzdem die Trichinen 15 Jahre in dem lebenden Menschen eingekapselt gewesen waren. Bald nach diesem Fall zeigten sich einige andere. Des Publikums bemächtigte sich nun, insbesondere seit der Katastrophe in Hettstädt eine gewaltige Angst vor dem Schweinefleisch und die Sanitätsbehörde, vor allem auch das Landphysicat, hatte viel Mühe und Qual, die Gemüther zu beruhigen. 1866 erkrankten im District Barmbeck 7 Personen, welche von einem von einer Bauerfrau gekauften geräucherten Schinken gegessen hatten, mehr oder weniger erheblich an Trichinose, doch starb keiner. Trotzdem die vorgefundenen Reste des Schinkens sich als gut geräuchert erwiesen, fanden sich in ihnen doch noch eine ziemliche Anzahl eingekapselter aber lebendiger Trichinen. Jetzt trat zuerst auch (1868) die mikroskopische Untersuchung des Schweinefleisches auf den Plan und wurde nun allmählich zu einer bestimmten Methode ausgebildet. Im Ganzen war die Zahl der an Trichinose erkrankten Menschen sowohl in Stadt und Vorstädten als auch im Landgebiet eine sehr geringe und sind Todesfälle daran nicht verzeichnet. Sicher ist es, dass Trichinen bei Schweinen aus unserem eigenen Gebiet nur in ganz seltenen Fällen nachgewiesen wurden. Die Untersuchung alles bei uns in den Consum kommenden Schweinefleisches, wobei denn auch die auf Hunderttausende für den Export Geschlachteten zu berechnenden hätten berücksichtigt werden müssen, wurde allerdings vorgeschlagen; der Gesundheitsrath erklärte indess eine obligatorisch-mikroskopische Untersuchung solcher Art sei nicht durchzuführen, ob sich für den Platzconsum etwas Befriedigendes der Art einrichten lasse, müsse noch dahingestellt bleiben.

Besondere Epizootien unter den Pferden sind nicht vorgekommen; vereinzelt wurden sie von Rotz ergriffen, der weiteren Verbreitung desselben aber jedesmal durch energisches Einschreiten der Veterinärpolizei Einhalt gethan. Lebhaft befürwortete der Gesundheitsrath die Errichtung von Pferdeschlachtereien, deren schon zwei seit 1854 bestanden; zu ihnen kamen in den Vorstädten und Landgebiet noch einige, jedoch unter scharfer Controle der Polizeithierärzte, welche dafür eine genaue Instruction erhielten.

Kurpfuscherei. — Der Kampf gegen die Medicinalpfuscher wurde dem letzten Landphysicus ebensowenig erspart, als seinen Vorgängern, aber auch er wird ebensowenig wie sie den Schauplatz seines Wirkens mit dem Bewusstsein des Sieges verlassen haben. Nur in aller Kürze mag zur Vervollständigung des Bildes unserer Medicinal-Verwaltung hier Einiges angeführt werden. Schon vor 1851 fand der sogenannte thierische Magnetismus, der bereits zwei Jahrzehnte vorher von hiesigen Aerzten gross gezogen war, in dem Oekonom Stuhlmann und dem Steiermärker Zeippick rührige Vertreter und in unserem Publikum, zumal in dem sich gebildet nennenden, theilweise selbst in hohen Kreisen, fanatisirte Anhänger, in der Stadt sowohl als in den von Städtern immer mehr bewohnten, zunächst gelegenen Gebietstheilen. Die Aerzte beklagten sich über dies Treiben beim Gesundheitsrath und dieser beantragte beim Senate, dass dagegen eingeschritten werde; dem widersprach ein zahlreiches Publikum in dringlichen Suppliken, unter denen sich eine Anzahl sehr angesehener Namen befanden. Den Magnetiseuren wurde nun zwar die Praxis verboten, ihnen aber gestattet, schon angefangene magnetische Kuren beendigen zu dürfen, doch nur unter Aufsicht eines Arztes. Diese Massregelung bewirkte dann, dass Zeippick noch 8 Jahre lang hier sein Wesen trieb, bis es die Leute satt hatten und einem neuen Götzen nachliefen. Zeippick's Ruf stand auf seiner Höhe gerade zu der Zeit, als die Priesnitzmanie weite Kreise erfasst hatte und trotz der Wiener nihilistischen Schule die Rademacher'sche Thorheit ihre schönsten Blüthen trieb. Der später approbirte Altonaer Arzt Bleyer wurde 1851, als er unberechtigter Weise schon practisirte und grossen Zulauf besonders aus unserem Landgebiet hatte, wegen Pfuscherei denuncirt. Unsern Apothekern wurde nun verboten, seine Recepte anzufertigen, mit welchem Erfolge steht dahin; verhindert hat ihn dies wenigstens keineswegs nach wie vor sein Treiben fortzusetzen. — Ein grosser Charlatan und wirklich bedenklich wegen des Vertriebes selbstgefertigter Arzneien, insbesondere unter unserer Landbevölkerung, war Mittag, genannt Paracelsus Alexander. Er wurde in der That 1853 zu längerem Gefängniss verurtheilt und ihm sein Treiben gelegt; es fehlte ihm offenbar an hoher Protection. — Die wegen ihrer Pfuschereien übelbeleumundete und öfters in Untersuchung gerathene Frau Heuer in Hamm wurde mehrmals an Geld gestraft, dies aber stets von ihren Anhängern bezahlt und als sie schliesslich 1859 einmal zu 8 Tagen Gefängniss verurtheilt wurde, auch dies im Gnadenwege in eine Geldstrafe umgewandelt. Sie trieb somit ihr Wesen nach wie vor, nur mit etwas mehr Vorsicht. — Frau Heller in Hohenfelde, welche leider eine Concession für Bandwurmkuren aus früherer Zeit besass, musste wegen anderer von ihr unternommenen Kuren mit Concessionsentziehung bedroht werden, was sie wenigstens einschüchterte, so das später keine Klagen der Art über sie mehr einliefen. Auch das Ausstellen von Attesten, denen der Aerzte gleich, hatte sie sich angemasst, unterliess es aber als sie mit Strafe dafür bedroht wurde. — Ein Materialist Sastede in Finkenwärder wurde 1870 wegen Arzeneibereitung und Vertrieb in Strafe von 30 Mark genommen. — Im Jahre 1856 waren der Magnetiseur Dupoté und eine sogenannte Marquise de Saint Milau aus Paris zu uns gekommen und hatten mit ihren im magnetischen Schlaf gemachten Krankheitsdiagnosen und daraufhin angeordneten Kurmethoden sowohl in der Stadt als in deren Umgebung viel Lärm und Aufsehen erregt, sowie eine Schaar von begeisterten

Anhängern um sich gesammelt; sie wurde indess nach etwa einem Jahre als Betrügerin entlarvt und verduftete 1857 nach ihrem Marquisat irgendwo im Mond. Wie früher liefen auch beim letzten Landphysicat öfters Gesuche ein, um die Erlaubniss irgendwelche einträgliche Heilmittel vertreiben zu dürfen, wurden indess jedesmal abschläglich beschieden, was man früher leider nicht immer gethan hatte. In Barmbeck trieb lange Zeit ein Hufschmied Schwartz sein Unwesen als Kurpfuscher und wurde zu öfteren Malen dafür gestraft; ähnlich ging es dem berüchtigten Printz in St. Pauli, welcher für Patentmedicinen bedenklichster Art Reclame machte und solche, nebst obscönen Büchern, auch verkaufte. Ihm wurde das Treiben durch hohe Strafen doch verleidet. In Finkenwärder griff in den sechziger Jahren die Homöopathie immer mehr um sich; es fanden sich dort Leute, welche Handapotheken colportirten und in grosser Zahl los wurden. Einigermassen erklärt sich dies aus der insularen Abgeschlossenheit von Arzt und Apotheker und aus einem wirklichen Arzneibedürfniss der dortigen Bewohner. Finkenwärder ist ohne Frage derjenige unserer Gebietstheile, welcher in fast allen Epidemien die höchsten Ziffern zeigt. Als homöopathischer Arzt spielte in völlig unbefugter Weise der dortige, sonst nicht ungeschickte Districtswundarzt Gerke eine Rolle, wofür ihm 1858 die Concession genommen wurde.

Epidemien. Wenn die Besprechung der Epidemien während der vorhergehenden zwei Physicate aus Mangel an vorhandenem Stoff etwas mager ausfallen musste, so ist diesem Mangel für das dritte insofern abgeholfen, als das in den jährlichen Generalberichten enthaltene Material eine wirkliche und deutliche Uebersicht der Krankheitsbewegung innerhalb der Jahre von 1851 bis 1871 ermöglicht. Dennoch wird man sich auch für diese Zeit damit begnügen müssen eine Reihe allerdings wichtiger Daten geben zu können, aber nicht genaue, nach statistischer Methode erlangte Ziffern; deshalb nicht, weil dem derzeitigen Gesundheitsrath, der erst mit der Neuorganisation unseres Medicinalwesens in Wirksamkeit getreten, der dafür unerlässliche Apparat gänzlich fehlte. Nur in schweren Contagionszeiten, wie der damalige Ausdruck lautete, hielt man sich befugt, von den Aerzten regelmässige, innerhalb bestimmter Fristen einzuliefernde Meldungen von Erkrankungsfällen zu verlangen. Die Districtsärzte zwar waren zu Quartalberichten und in bedenklichen Fällen auch zu unverzüglichen Meldungen verpflichtet; da aber Ersteres wenigstens nur für sie, nicht für die Stadt- und Vorstadtärzte galt, letztere aber an der Gesammtkrankenbewegung den Hauptantheil hatten, so musste das Enderesultat immer ein lückenhaftes bleiben. Für diesen Abschnitt haben wir uns auf die hauptsächlichsten Infectionskrankheiten zu beschränken.

Masern — Scharlach. Masern und Scharlach gehen in einer Stadt von Hamburgs Grösse eigentlich nie ganz aus und da Bewohner aller Theile unseres kleinen Landgebiets täglich mit ihr in Berührung treten, so wird dasselbe Verhältniss sich auch in ihm bemerkbar machen; dies ergiebt sich auch mit Regelmässigkeit aus den districtsärztlichen Quartalberichten. Wir können hier nur die Epidemien, welche Stadt und Land in grösserer Ausdehnung betroffen haben, in Betracht ziehen und einzelne Localepidemien, an denen es auch nicht gefehlt hat. Im Jahre 1852 traten Masern sehr heftig und weit verbreitet in Barmbeck auf, 1856 in Finkenwärder mit vielen Todesfällen. 1859 ergriff eine von der Stadt ausgehende, ungewöhnlich starke Epidemie das ganze Geestgebiet und hielt sich dort bis 1861. Im mittleren Geestgebiet, insbesondere in Barmbeck und Eilbeck grassirten sie 1867, in Allermöhe, aber ohne sich weiter zu verbreiten, 1868. In den Jahren 1869 und 1870 herrschten sie stark epidemisch in der ganzen Marsch, dann auf der Geest, sowie in der Stadt und den Vorstädten.

Auch Scharlach zeigte sich in vereinzelten Fällen nahezu immer. Eine sehr schwere Epidemie entwickelte sich im Jahre 1852 zuerst in der Stadt, ging von da über Ochsenwärder nach Allermöhe und Billwärder und überzog dann, doch in geringerer Heftigkeit, das ganze Geestgebiet mit Ausnahme der entferntesten Dörfer; erst im Herbst erreichte die Epidemie, aber vom Hannöverschen her, Moorburg und Finkenwärder, wo sie 1853 erlosch. Sie hatte zahlreiche Opfer gefordert. Als locale Epidemie trat das Scharlach noch einmal 1854 in Allermöhe auf, ohne sich indess von dort weiter zu verbreiten. Eine sehr bösartige Scharlachepidemie entwickelte sich im Spätsommer 1859 in Finkenwärder; sie und die zugleich herrschende Cholera mehrten die Zahl der Kranken und der Sterbefälle in so bedenklicher Weise, dass, auf Bitten der geängstigten Bewohner, der Landherr provisorisch den Arzt Dr. Wettern auf mehrere Monate dorthin schickte, wie bereits erwähnt wurde. Eine gleichfalls schlimme Complication von Scharlach und Diphtheritis kam im Sommer 1863 in Barmbeck und Umgegend zu Stande und dauerte bis in das Jahr 1864; 1869 eine Scharlachepidemie im mittleren Geestdistrict, speciell im Waisenhause, wo nahezu ein Drittheil der Kinder daran erkrankte (über 100), doch war der Verlauf ein sehr günstiger. Eine lokale, recht heftige aber kurzdauernde Epidemie bildete sich 1870 in Horn, ohne dessen Grenzen zu überschreiten (sie war aber auch in der Stadt und den Vorstädten).

Blattern. Die Blattern zeigten sich, nachdem wir sie zuletzt von 1845 bis 1847 epidemisch gehabt hatten — durch Einschleppung aber alljährlich vereinzelte Fälle vorgekommen waren — in grösserer Menge wieder 1851 und verbreiteten sich in einer ziemlichen Anzahl von Fällen auch aufs Land hinaus, grassirten ausserdem in Altona und Umgebung; sie erloschen 1852 und es trat eine Ruhepause ein von sieben Jahren. Im Jahre 1859 und 1860 entwickelten sie sich zu einer starken Epidemie von November 1859 bis April 1860; es kamen 1659 Fälle zur Meldung, unter denen 115 Sterbefälle. Im Allgemeinen Krankenhause waren allein 554 Blatternkranke aufgenommen und somit die Aufforderung hiesiger Aerzte, eine völlig isolirte Blatternstation ausserhalb des Hauses einzurichten, gewiss gerechtfertigt. Drei Jahre später traten sie (von 1864 bis 1865) wieder epidemisch auf — doch mit Ausnahme der Stadt und Vorstadt St. Pauli — insbesondere in St. Georg, wo sie auf dem Stadtdeich schlimm grassirten, im eigentlichen Landgebiet nur selten. Fast immer liess sich eine directe Infection in der Stadt oder den Vorstädten nachweisen, welche sich in nächster Umgebung der Befallenen weiter entwickelte, dann aber erlosch. Bei diesen verschiedenen Epidemien wiederholte es sich stets, dass unter der Angst vor ihnen der Zudrang zu den Impfstellen momentan ein grösserer ward, immer aber, sobald die Epidemie vorüber wieder nachliess. Die Impfung, das einzige Mittel zur Abwehr, befand sich bei uns in sehr traurigem Zustande; zu der einzig wirksamen Massregel, der Zwangsimpfung, konnte man sich nicht entschliessen. Es bedurfte erst der mörderischen Epidemie von 1870 und 1871, den schlimmsten Seuchenjahren, welche Hamburg seit der Belagerung erlebt hat, um in Folge dieser traurigen Erfahrung den

Impfzwang gesetzlich einzuführen. Im Jahre 1871 sind in Stadt und Gebiet an Blattern allein 3614 Menschen bei uns gestorben; die Vorstädte und einzelne Theile des Landgebiets waren dabei stark betheiligt. Im Exercierschuppen, dem Pockenlazareth für Männer, sind vom 22. Februar bis zum 10. November 1871 2755 Blatternkranke aufgenommen, von denen 347, also etwas über 13%, starben. Während unsere gewöhnliche mittlere Mortalität etwa 25 auf 1000 beträgt, stieg diese Ziffer 1871 über 37, bei weitem höher als in den schlimmsten Cholerajahren.

Cholera. Die asiatische Cholera zeigte sich, nachdem sie 1850 erloschen war, erst wieder Ende August 1853. Von der Stadt aus ging sie elbaufwärts in die Marsch und dauerte bis October. Auf dem Stadt- und Billwärder Neuendeich, im Oberhafen, auf Steinwärder und Finkenwärder war sie am schlimmsten. Während in der Stadt und in den Vorstädten etwa $^1/_3$ pCt. der Bevölkerung an der Seuche erkrankte, wurden im Marschgebiet ca. $1^1/_2$ pCt. befallen und starben von 150 Kranken 72; auf der Geest kamen nur wenige Fälle vor, von 16 Erkrankten starben 6. (Die Gesammtzahl der Fälle in Stadt und Gebiet war 558, von denen 302 starben). Sie trat nun bis 1857 jedes Jahr auf, überschlug das Jahr 1858, entwickelte sich aber 1859 zu einer schweren Epidemie, um dann bis 1866 wieder zu verschwinden. Der Gang der Epidemien von 1853 bis 1859 war folgender: 1854 kam sie ausser in der Stadt und den Vorstädten nur in der Marsch und auf den Elbinseln vor, sie dauerte von Juli bis November; die Gesammtzahl der Fälle betrug 478, von denen 311 tödtlich verliefen, 1855 dauerte die Epidemie von Juli bis in den October; bei einer Gesammtzahl von 353 Erkrankungen in Stadt und Gebiet kamen, von den Vorstädten abgesehen, auf die Marsch 73 Fälle; auf der Geest zeigte sie sich nur in Barmbeck. Die Mortalität betrug 52 pCt. 1856 gab es nur eine kleine Epidemie von Anfang September bis Ende October mit 122 Erkrankungen und 78 Todesfällen, wovon auf die Marsch 37 Erkrankungen fielen, von denen auf Finkenwärder allein 19 mit 12 Todesfällen; auf dem Geestgebiet kam kein Fall vor. Das Jahr 1857 brachte uns im September und October eine erheblich grössere Zahl von Erkrankungen an Cholera, in Stadt und Gebiet 765 Befallene und 491 Todte, davon auf der Marsch 138 Erkrankte und 75 Gestorbene, auf der Geest 56, von denen 33 starben. Eigenthümlich war der Verlauf dieser Epidemie dadurch, dass sie zu uns von Westen (aus Glückstadt) kam und von uns aus immer ostwärts ging, über Lauenburg nach Mecklenburg, durch Pommern nach Ostpreussen, wo sie im December ihr Ende fand. Während die Seuche uns 1858 völlig verschonte, hatten wir 1859 die schlimmste Epidemie seit 1848 (damals auf 3687 Erkrankungen 1765 Todesfälle) durchzumachen; in Stadt und Gebiet wurden 2586 Personen befallen und es starben 1285. Wir hatten drei Jahre grosser Dürre gehabt und einen ungewöhnlich heissen trockenen Sommer. Schon im Juni zeigte sich die Seuche in Stadt und Vorstädten, trat dann auf das Landgebiet über, wo in den Marschlanden 319 erkrankten und 152 starben, in dem Geestgebiet 120 mit 68 Todesfällen. In Finkenwärder kam es zu der schon bei Scharlach erwähnten schlimmen Complication mit diesem, so dass ein eigener Arzt dorthin geschickt werden musste. Die Epidemie, die fast 19 Wochen gedauert hatte, erlosch im October. Es gab dann eine längere Pause von sieben Jahren. Erst 1866 kam sie von Südosten her wieder zu uns, entwickelte sich zu einer nahezu gleich starken und tödtlichen Epidemie wie im Jahre 1859, dauerte auch fast ebenso lange, von Ende Juni bis Ende October. Die Gesammtzahl der Erkrankten betrug 2254, der Todesfälle 1158. Die Seuche war diesmal plötzlich und unerwartet ausgebrochen; die Temperaturverhältnisse waren durchaus mittlere und die sonst gewöhnlich in der Bevölkerung beobachteten Prodromalsymptome fehlten gänzlich. Die ersten Fälle kamen auf dem Grasbrook und Steinwärder vor, von wo aus sich die Krankheit in die Stadt und nach dem Stadtdeich hin rasch verbreitete. In der Marsch kamen 291, auf der Geest 254 Erkrankungen vor; die Mortalität war sehr verschieden, an einzelnen Stellen auf 60 pCt. gesteigert.

Diphtheritis. Seit mehreren Jahren schon war der Schrecken so vieler Mütter, der eigentliche Kehlkopfs- und Luftröhrencroup immer seltener geworden und epidemisch nicht mehr aufgetreten, dafür zeigte sich seit dem Anfange der 60er Jahre die angina diphtheritica, welche uns bis dahin verschont hatte. Ob man es dabei nur mit einer anderen Localisation des früheren Croups zu thun hatte, ob in diesem nur membranöse Auflagerungen sich bilden, in jener Einlagerung von Pilzwucherungen, das sind noch heute streitige Fragen, welche für diese Arbeit nicht in Betracht kommen. Das eigenthümliche Auftreten dieser Diphtherie, ihr so oft höchst akuter tödtlicher Verlauf und die nicht selten so schweren Nachkrankheiten, machte sie nicht minder wie vordem den Croup zum Schrecken der Eltern. Vereinzelt war sie schon seit 1858 in Stadt und Vorstädten beobachtet worden, epidemisch zeigte sie sich zuerst 1861 in Moorburg, von wo sie nach Finkenwärder übertrat; ungefähr in demselben Sommer zeigte sie sich, aber in einer geringeren Zahl von Fällen, im Billthal. In Moorburg und Finkenwärder erkrankten von Juli bis Ende des Jahres über 100 Personen, meistens Kinder, doch auch Erwachsene. Die Tödtlichkeit war bedeutend. Im Jahre 1862 kamen in diesem District wieder nahezu 50 Fälle zur Meldung, doch war der Krankheitsverlauf ein günstigerer; schlimmer stand es 1862 im District Eppendorf, in dem eine grosse Menge von Erkrankungen an Diphtherie vorkamen mit ziemlich hoher Todtenliste, wodurch das Publikum sehr allarmirt wurde. In den übrigen Geest- und Marschgebieten zeigte sich die Krankheit nur ganz vereinzelt. Seitdem ist kein Jahr vorübergegangen, in dem sie nicht, sei es nun in Stadt oder Gebiet, bald mehr bald minder aufgetreten wäre; als überall gleichmässig verbreitete Epidemie st sie niemals aufgetreten, wohl aber zu öfteren Malen als Localepidemie, so 1864 in Fuhlsbüttel und Langenhorn, 1867 in Hamm und 1869 wiederum in Moorburg.

Dysenterie. Die alte bekannte Erfahrung, dass Ruhrepidemien bei uns, wie in der Stadt so auch im Landgebiet, zu den grössten Seltenheiten gehören und selbst dann, wenn sie in den Nachbarländern herrschend, unseren Grenzen ganz nahe kommend, fast immer nur vereinzelte Individuen ergriffen und zu Epidemien sich nicht gestalteten, hat auch während der dreissig Jahre des letzten Landphysicats wieder ihre Bestätigung gefunden. Zu öfteren Malen grassirte Ruhr epidemisch im Amt Harburg, ohne nach Moorburg oder Finkenwärder übertragen zu werden und ebensowenig ist bei uns ein Fall angemeldet, als 1857 in holsteinischen Dörfern ganz in unserer Nähe solche Epidemien in grossem Umfange und solcher Intensität herrschten, dass beispielsweise in der Dorfgemeinde Nasse von 430 Bewohnern 130 an ihr erkrankten und 30 starben. Wir müssen das Factum anerkennen, ohne dessen Ursachen aufklären zu können.

Intermittens. Etwas von dieser Unklarkeit liegt auch über der Beobachtung, dass Wechselfieber seit etwa 40 Jahren in starker Abnahme begriffen sind. Vordem waren sie weniger in der Stadt aber dauernd in den Umgebungen, insbesondere in den unmittelbar am Fluss gelegenen Dörfern, vor allem in den Marschlanden endemisch vorhanden, verschieden allerdings in ihrer Häufigkeit und Intensität je nach den Witterungszuständen. Der Städter, welcher im Sommer sein Landhaus in Eppendorf oder in Winterhude und Billwärder bezog, konnte in einem feuchten Jahr ziemlich sicher darauf rechnen, dass ein Theil der Familie, wenn nicht alle, ein Wechselfieber durchzumachen hatte. Das hat sich von Jahr zu Jahr geändert und wenn man nicht ohne Grund es daraus erklären will, dass überall Aufhöhungen, Drainirungen und ähnliche Massregeln angewendet wurden, auch selbst in den Marschgegenden ähnliche Verbesserungen stattgefunden haben, so ist damit, insbesondere für die letzteren, doch noch nicht die volle ausreichende Erklärung gegeben. Nur nach dem sehr nassen Jahr 1854, welches mit mehreren hohen Sturmfluthen und Deichbrüchen schloss, waren 1855 Wechselfieber ausserordentlich häufig und nicht nur auf der Marsch, sondern auch der Geest weit verbreitet, kamen aber 1856 nur in ersterer noch ziemlich häufig vor; aber auch nach drei Jahren ungewöhnlicher Dürre (1856, 57 u. 58) waren sie in der Marsch sowohl als auch auf der Geest recht häufig. Dann traten sie jahrelang verhältnissmässig selten und nur vereinzelt auf; erst 1869 nach anhaltender grosser Nässe gestalteten sie sich wieder zu einer Epidemie.

Typhus. Wie in der Stadt ging begreiflicherweise auch im Landgebiet der Typhus niemals gänzlich aus. Bis 1855 war er im Landgebiet verhältnissmässig selten, kam aber 1856 viel häufiger vor und entwickelte sich gelegentlich z. B. in Horn zu einer ziemlichen Epidemie; auch 1857 kam er zusammen mit der Cholera sehr häufig vor, insbesondere gestaltete er sich auf Steinwärder zu einer ordentlichen Localepidemie, was sich später zu öfteren Malen, hauptsächlich in der Seemannsschule wiederholt hat. Nachdem die typhösen Fieber vier Jahre lang recht selten gewesen waren, steigerte sich von 1862 an deren Zahl sehr erheblich, zumal in den Marschdistricten; am höchsten stieg ihre Zahl dort sowohl als auch auf der Geest im Jahre 1866 und fiel in bedenklicher Weise zusammen mit einer starken Cholera-epidemie; auch in dem übernassen Jahr 1869 war Typhus in der ganzen Marsch ausserordentlich verbreitet. Der Flecktyphus (der 1859 in der Stadt in vier Fällen vorgekommen war) bildete sich 1867 im Allgemeinen Krankenhause zu einer kleinen Epidemie aus, ohne sich indess von dort aus weiter zu verbreiten.

Trachom. Als im Jahre 1851 unter den schleswig-holsteinischen Truppen eine sogenannte ophthalmia bellica herrschte, wurden dagegen von unserer Seite Vorkehrungen getroffen; wohl im Zusammenhang damit kann es vielleicht stehen, dass sich von der Zeit her öfter bei uns granulöse Ophthalmien (s. g. Trachom) zeigten und contagiös wirkten. 1860 wurden im Waisenhause auf der Uhlenhorst von 378 Kindern 178 von dieser Krankheit ergriffen und die Anstalt deshalb vorübergehend unter die Specialaufsicht des Landphysicus gestellt. Auch später mussten hier und da im Landgebiet zeitweilig Schulen wegen dieser contagiösen Augenkrankheit geschlossen werden.

Krankenanstalten. Wegen der dieser Arbeit nothwendiger Weise gezogenen Grenzen, können die einzelnen Anstalten innerhalb des Landphysicats nur in den Hauptpunkten berührt, nicht eingehend besprochen werden. Die bedeutendste von ihnen, das Allgemeine Krankenhaus in St. Georg, hat von 1851 bis 1871 sowohl in Bezug auf Erweiterung seiner Räumlichkeiten, als seiner gesammten, sowohl ökonomischen als insbesondere ärztlichen Verwaltung bedeutende Veränderungen erlitten. Die Anstalt wuchs bei der in immer rascherem Tempo steigenden Bevölkerung unseres Staates in solchen Proportionen, dass ihre Leistungsfähigkeit bis auf das Aeusserste angespannt werden musste und die Verwaltung zur Zeit der Blatternepidemie von 1871 schliesslich zu der Erklärung genöthigt war, sie könne keine Kranken mehr aufnehmen. Aber trotz der steigenden Bevölkerung und des durch die letzte Epidemie bewirkten ausserordentlichen Zudrangs, würden solche Bedrängnisse sich doch nicht zu der Höhe entwickelt haben, wenn nicht schon von Alters her unrichtige Grundsätze bei der Krankenaufnahme stattgefunden hätten. Das Allgemeine Krankenhaus hatte dadurch zum grossen Theil den Character einer Heilanstalt verloren und war immer mehr auch zu einem Siechenhaus geworden. Dazu hat wesentlich die sogenannte Irrenstation mit beigetragen, welche bedauerlicher Weise von Anfang an eine Abtheilung der Anstalt gebildet hat. Immer lebhafter wurden die Klagen über Ueberfüllung, in Folge der seit 1848 wieder erschienenen und sich periodisch alljährlich wiederholenden Choleraepidemien, wozu sich dann seit 1853 noch ein epidemisches Auftreten der seit 1834 verschwundenen Blattern gesellte, so dass die dafür verfügbaren Krankenräume mehr wie ungenügend waren. Nach zwei Seiten hin richteten sich nun die Vorschläge zu einer so dringend gebotenen Reform; die einen wollten eine grössere Zahl von verfügbaren Krankenbetten, also einen Anbau, die andern die Entleerung der so zahlreichen in ein Krankenhaus nicht gehörenden Irren und Siechen, durch Errichtung eines eigenen Irren- und Siechenhauses. Die Nothwendigkeit solcher Anstalten war schon öfters in Anregung gebracht, aber kein Beschluss darüber zu Stande gekommen und auch jetzt noch zögerte die Verwaltung, in bestimmter Weise dahingehende Forderungen zu stellen. Endlich 1855 wurde der grosse Anbau beschlossen, trotzdem sich eine namhafte Opposition, unter anderen 50 Aerzte in einer Supplik betreffend Neubau eines Siechenhauses, dagegen ausgesprochen hatte. Auch der Gesundheitsrath äusserte seine Bedenken, gab aber endlich seine Zustimmung, weil er in einem Siechenhaus allein keine genügende Abhülfe erkennen konnte und die dringende Noth solche forderte. Im Jahre 1857 starb Dr. Bülau, ihm folgte als Hospitalarzt Dr. Tüngel, bis dahin Mitglied des Gesundheitsraths. Etwa ein Jahr vorher war der neue Anbau eröffnet und damit auch für die Verwaltung der so nöthige grössere Raum (400 Betten mehr) geschaffen worden. Jetzt konnte auch das wegen Ueberfüllung der Anstalt als Nothhelfer schon 1843 gemiethete, auf der Langenreihe belegene sogenannte Hülfshaus wieder geräumt werden. Die Stimmung für eine völlige Abtrennung der Irrenstation wurde indess immer lebhafter; Dr. Meyer wurde im Jahre 1858 zum Specialloberarzt für sie ernannt und ein Jahr darauf ihm in Dr. Reye ein eigener Assistent gegeben. Wesentlich fördernd für den Neubau eines Irrenhauses war insbesondere das grosse Legat der Wittwe Rücker von Mark 10,000, welches hinfällig wurde, wenn binnen 10 Jahren (von 1856 an) ein solches nicht errichtet sei. Als nun das Krankenhaus-Collegium den bestimmten Antrag gestellt, eine eigene Irrenanstalt zu erbauen und der Gesundheitsrath diesen Antrag dringend befürwortet hatte, wurde er von unseren gesetzlichen Gewalten angenommen und ein Neubau beschlossen. Im November 1864 konnte Friedrichsberg eröffnet werden, doch verblieb zunächst noch die Hälfte der Irren im Krankenhause, ausnahmslos Sieche. Den berechtigten Klagen über Mängel in der Verwaltung der übergrossen Anstalt, wurde Abhülfe verschafft durch die Ernennung des Herrn Lundt zum Hospitaldirector im Jahre 1866. Die speciell ärztliche Verwaltung blieb dem Hospitalarzt. Von grosser Wichtigkeit für die Anstalt war es, dass in demselben Jahre auf Antrag des Hospitalarztes und unter Mitwirkung des Gesundheitsraths ihr durch Rath und Bürgerschluss ein grosser Luftraum ringsum bleibend zugesichert wurde. Im Jahre 1868 wurde das grosse Blatternhaus errichtet, welches, an sich schon kein Musterbau, auch 1871 nicht ausreichte, so dass in dem eben geleerten Kriegsreservelazareth „Exercierschuppen“ eine Filiale des Allgemeinen Krankenhauses für Blatternkranke mit 360 Betten hergerichtet werden musste. Als Dr. Tüngel 1869 ernstlich erkrankte und für längere Zeit beurlaubt wurde, entstand die wichtige Frage, wie nun der ärztliche Dienst eingerichtet werden solle. Es wurde beschlossen, zunächst provisorisch die sogenannte innere Station unter die drei Oberärzte selbstständig zu vertheilen und ausserdem einen Oberarzt für Syphilis und Hautkrankheiten anzustellen. Dr. Knorre, der Oberarzt der chirurgischen Station, übernahm die ärztliche Verwaltung als provisorischer Hospitalarzt. Die Dringlichkeit der Umstände mag es wohl veranlasst haben, dass man sich zu einer Einrichtung entschloss, welche, so vorzüglich auch deren Stützen und Träger sein mochten, doch die für den ärztlichen Dienst im Interesse der ganzen Anstalt so nothwendige Einheit und Centralisation durchaus vermissen liess. Dr. Tüngel's zunehmende Krankheit veranlasste sein Ausscheiden im Jahre 1870. In demselben Jahre ward eine eigene Abtheilung für Augenkranke eingerichtet und Dr. Schelske zu deren Oberarzt ernannt; auch ward damals 1868 die erste hölzerne Baracke erbaut, welcher erst mehrere Jahre später eine zweite grössere folgte. Die Angelegenheit der Errichtung eines grossen Siechenhauses für Irre kam ebenfalls weiter, insofern ein dahingehender bestimmter Antrag den competenten Behörden übermittelt wurde. Die Irrenanstalt Friedrichsberg wurde 1864 eröffnet unter der Oberleitung von Dr. Meyer, welchem als dieser die Professur und ärztliche

Direction des Irrenhauses in Göttingen 1865 übernahm, Dr. Reye folgte.

In der Vorstadt St. Georg sind während des letzten Landphysicats zwei neue Krankenanstalten errichtet worden. Im Jahre 1859 wurde in der Stiftstrasse das kleine Hospital Bethesda eröffnet mit einer beschränkten Bettenzahl, wesentlich bestimmt für Ausbildung von Diaconissen für die Armenkrankenpflege in der Vorstadt. Die hiesige katholische Gemeinde fand sich veranlasst die Erlaubniss auszuwirken, auf der Langenreihe ein Hospital errichten zu dürfen, wozu anfangs nur ein Haus, bald darauf zwei nebeneinander liegende Privathäuser bestimmt waren. Obschon diese Baulichkeiten gerade nicht sonderlich dem beabsichtigten Zweck entsprachen, lag doch um so weniger Anlass vor den Antrag zu beanstanden, als einerseits die Anlage auch kleiner Krankenanstalten erwünscht war andererseits die barmherzigen Schwestern für einen vorzüglichen Krankendienst sich als besonders befähigt erwiesen hatten. Das katholische Marienkrankenhaus wurde unter ärztlicher Leitung von Dr. Danzel 1864 eröffnet. Die Aufnahme der Kranken fand statt ohne jede confessionelle Beschränkung. Schon 1869 wurde es durch das Nebenhaus vergrössert und konnte nun 34 Kranke aufnehmen. Das Kinderhospital des Amalienstiftes in der Stiftstrasse bestand wie vordem, konnte aber wegen beschränkter Räumlichkeiten und Mittel seine Thätigkeit nicht weiter ausdehnen, was sehr zu wünschen gewesen wäre. In der Brennerstrasse wurde 1861 die neuerbaute Anatomie und in ihr ein Unterrichtscursus für Heildiener, später auch für Navigationsschüler eröffnet.

In St. Pauli nahm die Frequenz des seit 1841 dort bestehenden israelitischen Krankenhauses nicht erheblich zu, trotzdem es ein wohlgeleitetes Institut war, welches sich keineswegs confessionell abschloss; dennoch wurde es vom Publikum nicht so benutzt, wie es wohl im Interesse der Vorstadt wünschenswerth gewesen wäre. Ein Hospital für Seeleute und solche Personen, welche mit den Häfen zu thun hatten, wurde in Verbindung mit dem Seemannshause als Seemannskrankenstation im März 1863 eröffnet, unter ärztlicher Leitung von Dr. Conradi, neben dem als Consulent Dr. Gernet sen. fungirte. Mit der Einrichtung dieses kleinen Hafenhospitals, welches genügenden Raum für 34 Kranke hatte, war einem lang entbehrten Bedürfniss in recht befriedigender Weise abgeholfen, umsomehr als dort auch für Steuerleute und Navigationsschüler ein klinischer Cursus im Krankendienst eingerichtet wurde, dessen Leitung Dr. Leudesdorf übernommen hatte. Im Bereich der Vorstadt lag auch der Exercierschuppen, der 1870 als Kriegsreservelazareth eingerichtet und von namhaften hiesigen Aerzten freiwillig ärztlich bedient wurde. Im März 1871 wurde er geräumt, die noch vorhandenen Kranken in die Hamburger Lazarethbaracken übergeführt und die gewaltige Baracke als provisorische Filiale des allgemeinen Krankenhauses mit 360 blatterkranken Männern belegt, was bis Ausgang des Jahres dauerte.

Im Gebiet der Geestlande fanden hinsichtlich der Krankenanstalten folgende Veränderungen statt. Im District Eppendorf ging die eine Zeitlang sehr blühende orthopädische Anstalt von Dr. Langaard am Rothenbaum 1861 ein, als dieser nach Berlin zog, und gleichfalls um dieselbe Zeit auch die Irrenpflegeanstalt von Dr. Rothenburg in Eimsbüttel. Dagegen wurde in Alsterdorf von Pastor Sengelmann 1863 eine Anstalt für Idiote und Schwachsinnige, insbesondere für Kinder, eröffnet, die einem dringenden Bedürfniss abhalf, sich allmählich sehr vergrösserte und einen anerkannten Ruf weit über Hamburg hinaus sich erwarb. Im mittleren Geestdistrict wurde das neue Werk- und Armenhaus, welches Raum für 1200 Personen hatte, 1853 eröffnet; in ihm befanden sich mehrere hundert Kranke und Sieche ausser den gesunden Insassen. Da Dr. Friedländer erkrankt war, wurde Dr. Ruben provisorisch mit der ärztlichen Leitung betraut. Ersterer hatte 1851 eine Privatanstalt für schwachsinnige Kinder eingerichtet, welche er aber krankheitshalber schon nach ein paar Jahren aufzugeben genöthigt war. Der frühere Badewärter Drude erhielt 1870 eine Concession zur Errichtung einer Privat-Krankenpflegeanstalt in Barmbeck. — Im District Hamm und Horn ging die Röper'sche (früher Deichmann'sche) Privat-Irrenanstalt, welche seit 1819, damals in Barmbeck, später in Horn, bestanden hatte, ein, weil der Besitzer Röper sie nach Ahrensburg verlegte.

Im Marschgebiet gab es keine Krankenanstalten.

Impfwesen. Ueber den Zustand des Impfwesens während der zwanzig Jahre des dritten Landphysicats ist im Ganzen nicht viel und noch weniger Befriedigendes zu sagen. Dass unser Staat sich nicht zum directen gesetzlichen Impfzwang entschliessen konnte, vielmehr durch indirecte Pressionsmittel und auf Umwegen einen Zweck erreichen wollte, der auf solche Weise unerreichbar war, wirkte höchst nachtheilig auch auf das Landgebiet zurück; trotzdem war der Zustand hier noch immer erheblich besser als in der Stadt, was hauptsächlich der vom Landherrn alljährlich angeordneten öffentlichen Impfung und den Bemühungen der Districtsärzte zu danken ist. Dennoch entzogen viele Eltern ihre Kinder der Impfung, sei es aus Indolenz, oder weil sie die Gebühr sparen wollten, manche auch weil in einigen Volksblättern die Impfgegner, zu denen insbesondere ein übelberüchtigter hiesiger Arzt gehörte, die Leute zur Renitenz aufhetzten. Der Landphysicus, welcher das Impfwesen im Zustande tiefen Verfalls übernehmen musste, suchte es womöglich zu heben, worin ihn die oberste Landesbehörde bereitwilligst unterstützte. Eine von ihr im Jahre 1852 angeordnete Umfrage ergab eine sehr grosse Zahl Ungeimpfter. Von den Kanzeln wurde den Dorfgemeinden die Verpflichtung, ihre Kinder impfen zu lassen, eingeschärft, die Districtsärzte angehalten sich mit hinreichender guter Lymphe zu versehen, Unbemittelten die Gebühr zu erlassen. Einen wesentlichen Nutzen erwartete der Landherr von einer 1852 erlassenen Verordnung an die Schullehrer des Landgebietes; sie wurden verpflichtet, vor der Aufnahme von Schülern deren Impfschein einzufordern, darüber genaue Listen zu führen und diese halbjährlich dem Landherrn einzuschicken. Säumige Eltern und Pflegeeltern sollten dann in Strafe genommen werden. Auch bei der Confirmation solle der Impfschein producirt werden. Indem diese Verordnung, falls sie wirken sollte, den guten Willen aller Lehrer voraussetzte, hat sie sich einigermassen getäuscht; man hätte auch die säumigen oder renitenten Lehrer ohne Nachsicht in Strafe nehmen müssen und vielleicht hätte, wenn dies durchgeführt wäre, die Massregel einen besseren Erfolg gehabt, so aber besserte sie zwar etwas, aber keineswegs genügend. Gegen einen consequent renitenten Vater oder Pflegevater, der grundsätzlich die Impfung verweigerte, hatte man beim Mangel eines Gesetzes, das dieselbe obligatorisch machte, keine Waffe in Händen; dennoch war, wie schon bemerkt, der Zustand im eigentlichen Landgebiet erheblich besser als in der Stadt und auch in den Vorstädten. Hier war die Impfung ebenso im Verfall, wie in der Stadt; dem zu begegnen suchte der Landphysicus 1853 in St. Georg eine öffentliche Impfanstalt einzurichten, wobei er durch das Patronat bereitwillig unterstützt wurde und drei dortige Aerzte sich in entgegenkommendster Weise bereit erklärten, ohne Entgelt die Mühewaltung zu übernehmen. Im Amalienstift ward vom Patronat ein Saal gemiethet, wöchentlich ein bestimmter Tag für die öffentliche unentgeltliche Impfung bestimmt und publicirt; trotzdem war die Benutzung dieses Instituts eine äusserst geringe und so sehr abnehmend, dass sie später, in den sechsziger Jahren, aufgegeben werden musste. Auch in St. Pauli ward eine für die öffentliche unentgeltliche Impfung bestimmte Anordnung getroffen. Gegen einen vom dortigen Patronat bewilligten Zuschuss übernahm ein Wundarzt I. Classe die Verpflichtung, wöchentlich einmal an einem bestimmten Tage unentgeltlich zu impfen. Hier war der Erfolg zwar ein besserer als in St. Georg, doch keineswegs auch nur annähernd befriedigend. Selbst da, wo im Landgebiet die Zahl der Geimpften in Folge der getroffenen Massregeln etwas gestiegen war, kam es doch vor, dass man um die geringe Gebühr für den Arzt zu sparen, sich zur Revision nicht stellte und den Impfschein nicht einforderte; allerdings wäre trotzdem bei der Mehrzahl der Arzt später zu seinem Gelde gekommen, wenn die Lehrer immer ihre Pflicht gethan und die Impfscheine gefordert hätten, was aber notorisch nicht der Fall war. Innerhalb der Jahre 1854 bis 1857 waren im District Eppendorf 331 Kinder geimpft, aber nur 52 Impfscheine ausgelöst; ähnlich war es in anderen Geestdistricten, während es in der Marsch besser stand. Wenn Pocken herrschten ging es jedesmal etwas besser, die Furcht lehrte beten und auch impfen. In St. Georg lag die Impfung so lahm, dass 1854 in der Impfanstalt nur 64, 1855 nur 26 und 1856 gar nur 12 geimpft wurden; dagegen stieg die Zahl 1859 dort auf 118 und 1860 waren es noch 100. In solchen Schwankungen bewegte sich die Impfsache bis 1870. Immerhin war es in denjenigen Landdistricten am besten, welche weiter von der Stadt entfernt lagen; je näher dieser, desto mehr Kinder wurden der Impfung entzogen. Also grade die am stärksten bevölkerten Gegenden lieferten die wenigsten Impflinge. Damit ist die damalige Misere unseres Impfwesen am besten characterisirt.

Kostkinderwesen. Nach manchen bedenklichen Vorgängen schien eine von der Behörde ausgehende bessere Beaufsichtigung des Kostkinderwesens dringend geboten. Das Landphysicat suchte schon 1851 diesem Bedürfniss, welches sich im Geestgebiet viel mehr geltend machte, als in der Marsch, Rechnung zu tragen und fand bei den Landherren bereitwillige Unterstützung. In Horn waren einige Fälle vorgekommen, in denen sowohl Syphilis als Krätze, theils von Kostkindern auf Kostmütter, theils von letzteren auf erstere übertragen, und auch grobe Vernachlässigungen in der Ernährung und Pflege der Kinder eingeklagt waren. Das Armencollegium des Districts Hamm und Horn zeigte ein lebhaftes Interesse für die Sache und so erschien schon 1852 eine Bekanntmachung des Landherrn über Aufnahme von Kostkindern daselbst, welche aber, als doch wieder eine Kostmutter durch ein syphilitisches Kostkind angesteckt war, 1860 erneuert und schärfer gefasst wurde. Vom Armencollegium wurde eine eigene Commission eingesetzt, in welcher auch der Pastor und der Districtsarzt sassen, welche genau zu prüfen hatte, ob die Kosteltern die nöthige Garantie böten für ordentliche Erfüllung der übernommenen Verpflichtungen und die Kostkinder nicht an ansteckenden oder sonst bedenklichen Krankheiten litten; nur nach einer von dieser Behörde angestellten Prüfung und demgemäss ertheilter Erlaubniss durfte eine Aufnahme von Kostkindern stattfinden und diese selbst sollten unter beständiger Aufsicht und Controle der Commission bleiben. Diese Einrichtung hat sich in Hamm und Horn gut bewährt. Uebertretungen wurden mit Geld, selbst mit Gefängnisstrafen geahndet und Kostkinder, die schlecht gehalten waren, wurden anderswo untergebracht. Die Vögte mussten darüber genaue Listen führen. Leider ist es nicht gelungen, diese Kostkinder-Ordnung auch in den anderen Geest-Districten durchzuführen, weil Prediger sowohl als Vögte und Juraten Schwierigkeiten machten und aus Scheu vor den Mühen und man kann es zugeben, nach gelegentlichen Unannehmlichkeiten, der Controle ihre Mitwirkung versagten. Die Landherren konnten unter damaligen Verhältnissen nicht durchgreifen und so unterblieb die Sache in den anderen Districten; der Landherr der Marschlande führte dagegen die Kostkinder-Ordnung ein. Günstiger verlief die Angelegenheit in der Vorstadt St. Pauli. Hier hatte sich schon seit längerer Zeit eine rege Theilnahme für Gemeindeverwaltung kund gegeben, insbesondere für die Regelung des Armenwesens, welches dort unter Mitwirkung des Patronats in einer erfreulichen Weise durchgeführt wurde. Zugleich wurde auch die Ueberwachung des dort ziemlich häufig vorkommenden Kostkinderwesens und die Fürsorge für die von der Armenanstalt untergebrachten Säuglinge und sonstigen kleinen Kinder in sehr umsichtiger Weise geordnet. Eine 1864 erlassene Bekanntmachung des Patronats, die sich im Wesentlichen der für Hamm und Horn geltenden Regelung anschliesst, enthält das Nähere darüber.

Leichenschau und Dahingehöriges. Bei der bei uns seit 1818 im Ganzen wohlgeregelten Leichenschau kamen doch im Landgebiet gelegentlich einzelne Contraventionen vor, insbesondere in solchen Gemeinden, welche in fremden Kirchspielen eingepfarrt sind. 1857 hatte ein holsteinischer Prediger eine Kindesleiche ohne ärztlichen Todesschein beerdigen lassen und 1862 ein anderer gar eigenmächtig das vom hiesigen Districtsarzt ausgestellte Todesattest umgeändert, allerdings in wohlmeinender Absicht, weil die angesehene Familie sich durch die Angabe „delirium tremens“ auf dem Attest beschimpft glaubte. In beiden Fällen beschwerte unsere Behörde sich bei der dortigen und die betreffenden Pastoren erhielten den wohlverdienten Verweis. Auch gegen fremde Aerzte, welche sich Unregelmässigkeiten mit den Todtenscheinen hatten zu Schulden kommen lassen, oder dieselben für Verstorbene ausgestellt hatten, ohne sie behandelt zu haben, sowie gegen Wundärzte 1. Classe in St. Pauli, welche sich die Befugniss Todesscheine auszustellen anmassten, war der Landherr und das Patronat genöthigt, einzuschreiten, zuletzt 1818.

Schon gleich bei seinem Amtsantritt war der neue Landphysicus bemüht den Unordnungen zu steuern, welche aus Mangel gesetzlicher Bestimmungen über das Verfahren bei gefundenen Leichen eingerissen waren. Fälle dieser Art kamen immer häufiger vor, insbesondere war die Zahl der im oder am Wasser Gefundenen recht erheblich. Die verschiedenen Gemeindebehörden handelten dann nach eigenem Ermessen und beeinträchtigten dabei den Thatbestand nur zu häufig in einer Weise, welche die dann requirirten gerichtsärztlichen Gutachten äusserst beeinträchtigte, mitunter nahezu unmöglich machte; deshalb wurde 1852 an Vögte und Officianten eine landherrliche Instruction erlassen, wie es mit gefundenen Leichen zu halten sei und dies 1853 noch genauer präcisirt. Die Leiche soll an dem Fundorte unberührt, von einem Officianten bewacht, liegen bleiben, bis der Districts- oder in den Vorstädten der Polizeiarzt sie untersucht hat. Ihnen allein soll es zustehen, zu bestimmen wohin sie gebracht werden soll und sie haben über den Fall ohne Verzug an die competente Behörde zu berichten. 1857 wurde bestimmt, dass in solchen Fällen und auch dann wenn Jemand gestorben war ohne in ärztlicher Behandlung gewesen zu sein, der Todeschein nicht ohne Wissen des Landherrn ausgehändigt werden solle. Um den Aerzten Gelegenheit zu geben, die Mortalität in ihrem District genau zu kennen, wurden die Prediger, in deren Händen die Todescheine sich sammelten, instruirt, diese vierteljährlich dem Districtsarzt zuzustellen, welcher sie dann weiter beförderte. Mancherlei Differenzen entstanden daraus, dass es an einer gesetzlichen Bestimmung über den Begriff lebensfähige Frühgeburt fehlte und deshalb manche schon lebensfähig geborene Früchte, welche eines Todtenscheines bedurft hätten, ohne solchen beerdigt wurden. 1855 wurde für einen ziemlich flagranten Fall ein Todtengräber zur Untersuchung gezogen, ohne dass man ihn indess schliesslich, wie er es wohl verdient, hätte strafen können; es wurde deshalb 1856 im Landgebiet verordnet, dass in allen Fällen von todten Frühgeburten, der Districtsarzt allein befugt sei zu bestimmen, ob in dem gegebenen Fall ein Todesschein oder nur ein Beerdigungszettel auszuschreiben sei, den er indess ohne Zustimmung des Landherrn nicht aushändigen durfte. Mit Einführung der Civilstandsämter 1865 hörte diese Beschränkung auf, doch mussten die Districtsärzte nun solche Fälle allwöchentlich melden; war der Fall der Art, dass ein Todesschein hatte ausgestellt werden müssen, so war von dem betreffenden Civilstandsamt die Erlaubniss zur Beerdigung zu ertheilen. Als Termin für die Lebensfähigkeit der Frucht galt der vollendete sechste Monat des Fruchtalters, ob dies der Fall sei, hatte der competente Arzt zu bestimmen. Die Weigerung eines Districtsarztes, den Todeschein auszuhändigen, bevor er bezahlt sei, gab 1864 Veranlassung ihm dies als ungehörig zu verweisen, da er solche Forderung, falls sie nicht geleistet werde, gerichtlich einzuklagen habe, er aber die Beerdigung nicht verhindern dürfe. Zur Erledigung von Schwierigkeiten, welche das Civilstandsamt erhob in Bezug auf die Bestimmung des Lebensalters todtfaul geborener Früchte, ob es für sie nur eines vom Polizei- oder

Districtsarzt auszustellenden Beerdigungscheins oder eines ordentlichen Todesscheins und damit der ordnungsmässigen Erledigung durch das Civilstandsamt bedürfe, wurde durch den Gesundheitsrath 1869 die Bestimmung getroffen, dass bei todtfaulgeborenen Früchten nicht das Datum der Geburt, sondern die vom Arzt auszusprechende Zeit des Absterbens massgebend darüber sein solle, ob nur Beerdigungsschein oder ein Todesattest nothwendig sei; alle nach Ablauf des sechsten Fruchtmonats geborenen menschlichen Früchte sollen immer beim Civilstandsamt zur Erledigung in der dafür angeordneten Weise angemeldet werden.

Auch die sämmtlich im Landphysicat belegenen Begräbnissplätze gaben demselben zu manchen Verhandlungen Anlass. 1852 wurde der bisherige Krankenhauskirchhof, jenseits des damaligen äussern Stadtgrabens, geschlossen und nach dem Jacobikirchhof verlegt. Gegen die Verlegung des Hammer Kirchhofs in die Nähe des schon 1848 auf dem Peterskamp an der Wandsbecker Chaussee angelegten St. Jacobi-Kirchhofes sprach sich der Landphysicus gutachtlich aus und machte schon damals den Vorschlag, einen Central-Begräbnissplatz, dessen Nothwendigkeit bei der Ueberfüllung unserer sämmtlichen Friedhöfe schon für eine nahe Zukunft unabweislich sei, auf den Winterhuder Sandhöhen anzulegen. Diese Ansicht konnte sich damals aber noch keine Geltung verschaffen und ward 1862 der Hammer Kirchhof an die jetzige Stelle auf dem Peterskamp verlegt. Der Eppendorfer Kirchhof, der bereits 1837 aus der nächsten Umgebung der Kirche auf die Geestfelder der Westseite des Dorfes verlegt war, wurde dort 1853 bedeutend vergrössert. Dasselbe fand 1862 statt mit dem Begräbnissplatz der Vorstadt St. Pauli, wobei das dafür bestimmte aber nicht ganz geeignete Terrain mit Sand bedeutend aufgehöht werden musste. Aehnliches wurde in verschiedenen Jahren mit den meisten der vor dem Dammthore liegenden Friedhöfe vorgenommen. Recht oft gab es Beschwerden, bald mehr bald minder begründete, über Unordnungen und Unzuträglichkeiten in der Art wie die Todtengräber ihres Amtes walteten und über die schlimmen Ausdünstungen auf den Friedhöfen. Die Untersuchung constatirte dann jedesmal die bedenkliche Ueberfüllung derselben, konnte aber auch begründeten Klagen oft nicht abhelfen, weil dabei mit den kirchlichen Behörden, deren Machtvollkommenheit sehr weit reichte und die der Einnahme von den Friedhöfen dringend benöthigt waren, verhandelt werden musste. — Als 1865 der frühere Armenkirchhof in St. Georg, da wo jetzt die obere Hälfte des Holzdamms liegt, gereinigt wurde, fanden sich in mehreren grösseren Gruben die Reste von über Zehntausend während der Franzosenzeit meist an sogenannten Lazarethfiebern Verstorbenen und dort Beerdigten, nach etwa 50 Jahren umgewandelt in reine Wiesenerde, untermischt mit zahlreichen einzelnen Knochenresten. Von Kleidungsstücken und Särgen keine Spur, was sehr erklärlich ist, weil man wegen Mangel an Holz, Leinwand und ähnlichen Dingen, die allnächtlich aus den vielen Lazarethen und den übrigen Häusern auf Karren abgeholten Leichen nackend in die Gruben legte.

Die Rettungskasten der patriotischen Gesellschaft blieben fortwährend in Gebrauch. 1853 gab es eine nicht unerhebliche Differenz, weil ihre Benutzung mit unnöthigen Schwierigkeiten verbunden und damit die rasche Hülfe behindert war; doch ward dieser vorübergehende Uebelstand rasch beseitigt und später sind Klagen der Art nicht wieder vorgekommen. Als die gewöhnliche herkömmliche Revision abseiten der Gesellschaft nicht ausreichte, veranlasste 1860 das Landphysicat die Districtsärzte, gelegentlich Extrarevisionen vorzunehmen, ein Verfahren, mit welchem die Gesellschaft ganz einverstanden, sich auch als zweckfördernd bewährt hat.

Badeanstalten. Es ist bekannt, dass, trotzdem Hamburg unmittelbar am Wasser eines grossen Stroms und zweier kleineren Flüsse mit seeartigen Ausbuchtungen innerhalb und ausserhalb der Stadt liegt, es dennoch immer schwierig gewesen ist, geeignete Badeplätze aufzufinden, ein Uebelstand, der sich in unserer Zeit, welche den Gebrauch der kalten Flussbäder in alle Kreise der Bevölkerung verbreitet hat, doppelt fühlbar machte. 1851 gab es einen öffentlichen Badeplatz am Elbstrand des inneren Grasbrooks und ausserdem ebendaselbst die John'sche Privatbadeanstalt. Statt des früheren Badeschiffes auf der Binnenalster hatte man schon 1844 ausserhalb der Lombardsbrücke, vom Wall zugängig, in der Aussenalster von Staatswegen eine Badeanstalt angelegt, sie verpachtet und damit ein Alsterbad für billige Preise eröffnet. Vor dem Dammthor in der Nähe der Kirchhöfe ward ein Teich, der sich aus dem dortigen Quellgebiet gebildet hatte, für unentgeltliche Bäder von den untern Volksclassen fleissig benutzt, ging aber 1861 ein, als dort der zoologische Garten angelegt ward. Beim Einfluss des Eilbecks in die Alster bei Mundsburg hatte man eine kleine ziemlich primitive Badeanstalt von Staatswegen angelegt und unentgeltlich zur Verfügung gestellt, dagegen aber das Baden in der freien Alster verboten. Wegen verschiedener staatlicher Anlagen auf dem Grasbrook wurde der öffentliche Badeplatz mehrere Male und endlich 1864 nach Steinwärder verlegt, damit aber schwerer zugängig gemacht. Auf der Aussenalster, nahe dem Uhlenhorster Fährhaus war schon 1849 die Lony'sche Schwimm- und Badeanstalt eröffnet; im Anfang der sechziger Jahre entstand eine Badeanstalt an der Bille, 1862 ward die Badeinsel an der Hohenfelder Bucht angelegt.

Wege und Stege. Keins der drei Landphysicate hat solche Veränderungen aufzuweisen als das letzte. Mit der immer rapider wachsenden Bebauung der die Stadt in einem breiten Gürtel umfassenden nächsten Vogteien, stieg auch schon in den fünfziger Jahren deren Volkszahl in vorher ungeahnter Weise. Die ersten Spuren davon lassen sich allerdings auf den grossen Brand von 1842 zurückführen, als damals allmählich immer mehr Leute veranlasst wurden nicht nur im Sommer, sondern das ganze Jahr hindurch ausserhalb der Thore zu wohnen. Dennoch bildete Thorsperre und die an die Thore gebundene Acciselinie nebst anderen Einschränkungen immer noch ein grosses Hinderniss für die freiere Entwickelung dieser Gegenden; erst als diese Schranken, die Thorsperre 1860 und die Accise an den Thoren 1865 beseitigt waren, kann man sagen, dass die Gebietstheile um die Stadt herum dem freien Verkehr aufgeschlossen waren, der sich nun in stetig wachsender Weise entwickelte. Ueberall mehrte sich die Zahl der Neubauten, eine Anzahl neuer Strassen entstanden, die Zugänge aus der Stadt nach der Umgebung wurden vermehrt, 1858 eine Fahrstrasse von der Alster nach Uhlenhorst gelegt, von der Neustadt nach St. Pauli 1859 ein neuer Zugang durch das Holstenthor geschaffen. Schon 1858 war durch Eröffnung der Ernst-Merckstrasse über die Langenreihe eine neue directe Verbindung mit Hohenfelde eröffnet und eine ähnliche im Jahre 1864 von der Esplanade nach dem Alsterglacis und die neue Rabenstrasse in der Richtung auf Pöseldorf. Die Communicationen wurden weit auf's Land hinaus durch Anlage von Chausséen und Steindämmen erleichtert. Der innere Grasbrook war schon 1857 zur Stadt gezogen und 1868 die Vorstadt St. Georg mit ihr vereinigt. Diese waren damit vom Landphysicat abgetrennt, wofür ihm 1868 das Amt Bergedorf wieder zuwuchs. Entsprechend solchen Veränderungen war denn auch die Zunahme der Bevölkerung in dem Gürtel der jetzigen Vororte um die Stadt herum eine ausserordentlich grosse, besonders seit den sechsziger Jahren; sie machte sich selbst in den entfernteren Theilen von ihnen, wie in Barmbeck und Horn, sehr bemerkbar, während nur die weiter entlegenen Gemeinden ihren ländlichen Character behaupteten und kein sonderliches Anwachsen der Volkszahl aufweisen konnten. Nicht wenig hat dazu mitgewirkt, dass eine erhebliche Anzahl grosser Staatsinstitute auf das Landgebiet, insbesondere in den mittleren Geestdistrict (Barmbeck) verlegt waren, das Werk- und Armenhaus 1853, das Waisenhaus 1858, die Irrenanstalt Friedrichsberg 1864 und andere mehr. Verschiedene Umstände noch beförderten diesen Umschwung. Wesentlich ist dahin zu rechnen die Stadtwasserkunst, welche schon gegen Ende der fünfziger Jahre in die nähere Umgebung der Stadt und allmählich immer weiter hinausgeführt und dafür im Jahre 1865 das Hochreservoir auf der Sternschanze angelegt wurde. Dahin gehört ferner die Fortleitung der Gaserleuchtung ins Gebiet seit 1864. Die Communicationen waren schon seit 1855 durch die Alsterdampfböte wesentlich verbessert, dazu kam seit 1867 die Einführung der Pferdebahnen. Vor Allem wichtig aber war es, dass der Sielbau, nachdem er in Stadt und Vorstädten durchgeführt war, endlich auch auf das Landgebiet ausgedehnt wurde; St. Georg hatte schon 1853, St. Pauli seit 1859 Siele erhalten. Mit der Ausführung des Beschlusses, im Gebiet die grossen Geeststammsiele mit Nebensielen zu bauen, wurde erst 1871 der Anfang gemacht, zuerst auf der linken, dann auf der rechten Seite der Alster. Allerdings fehlte es bei so vielem Licht nicht an dunklen Schatten, insbesondere auf dem Gebiet der öffentlichen Sanitätspflege. Eine Vermehrung des Personals für den ärztlichen Dienst hat allerdings in den jetzigen Vororten schon vor 1859 stattgefunden, es waren an Aerzte, Wundärzte und Hebammen eine Anzahl Concessionen ertheilt, aber es gab noch andere Uebelstände, deren Abstellung zwar versucht wurde, aber nur mit sehr zweifelhaftem, oft ganz geringem Erfolg. Mit der so rapide zunehmenden Bebauung und der rasch sich verdichtenden Volkszahl stellte sich immer dringender das Bedürfniss heraus, in ausreichender Weise für die Beseitigung der Abwässer aus den Wohnungen, insbesondere der Abfälle uud der Fäkalien zu sorgen, umsomehr als bei den überall eingeführten Wasserclosets, selbst gut angelegte und rechtzeitig gereinigte Schwindgruben ungenügend waren. Die Bewohner suchten trotz aller Verbote sich selbst zu helfen und führten durch heimlich in den nächsten Wasserlauf, gleichviel ob Fluss, Canal oder Graben, gelegte Röhren grosse Mengen von Abwässern und Schmutz aller Art aus den übervollen Schwindgruben, auch wohl direct aus ihren Häusern, dahin ab. Eine grosse Zahl der Schwindgruben selbst war vorschriftswidrig und schlecht angelegt, floss oft über und durchtränkte den Untergrund immer mehr mit zu fauler Gährung geneigten Stoffen. Trotz aller Bemühung der Landherren, diesem Unwesen. welches allmählich zu bedenklichen Consequenzen führen musste, abzuhelfen, gelang es doch nur sehr ungenügend; es fehlte ihnen, um wirkliche Resultate zu erreichen, die gesetzliche Grundlage zum wirksamen Einschreiten und dann das nöthige Personal für eine Controle darüber, ob ihren Anordnungen auch Folge geleistet sei oder nicht. An einem Baupolizeigesetz für das Land fehlte es, Siele waren noch nicht vorhanden, ebensowenig ein gut organisirtes Abfuhrsystem und der Zustand der Schwindgruben sowie der vielen kleinen Wasserläufe war, wie bereits bemerkt, ein meistens recht trostloser. Das Publicum kam der Behörde auch nicht sonderlich entgegen, legte ihr, wo sie unleidliche Uebelstände gern beseitigt hätte, häufig noch Schwierigkeiten in den Weg, aber zur Zeit von Epidemien, insbesondere wenn die Cholera, welche uns von 1852—1866 sieben Mal heimgesucht hat, hereinbrach, dann erhob sich jedesmal ein grosses Wehegeschrei und es sollte nun rasch Abhülfe geschafft werden; das konnte dann allerdings nur theilweise stattfinden, aber doch haben wir das, was nach der Richtung hin überall geschehen ist, wesentlich der Furcht, welche diese Epidemien erregten, zu danken. Die oben angedeuteten Uebelstände traten am schlimmsten zu Tage in Uhlenhorst, Eimsbüttel, Hamm, Billwärder-Neuendeich, Finkenwärder u. s. w. — Unter den Wasserläufen war der Zustand der Isebeck der schlimmste und nicht minder der, in dem sich die Deichwetterungen befanden, die zu wahren Kloaken geworden waren. Wiederholt wurden sie und die am Stadtdeich von 1859—1864 gereinigt und ausgeworfen, wirkliche Besserung aber erst dadurch erlangt, dass sie 1868 in ein Siel umgewandelt wurden. Um dieselbe Zeit war der Landherr der Geestlande eifrig bemüht, den Zustand der Schwindgruben untersuchen zu lassen und für ihre Desinficirung das Süvern'sche System einzuführen, welches sich für beschränkte Verwendungen ziemlich gut bewährte, aber doch in Stich liess wo man es auf grössere Verhältnisse z. B. die Desinficirung des Isebecks anwenden wollte.

Bei dem Uebergang des Landphysicats in den neuen Organismus des Medicinal-Collegiums war der Zustand, den wir hier unter der Rubrik „Wege und Stege" besprochen haben, ein noch wesentlich unfertiger. In ungeahnter Schnelle und in viel grösseren Proportionen, als sich vorhersehen liess, war, wie bereits gesagt, der Gürtel der Hamburg zunächst umgebenden jetzigen Vororte aus ländlichen Vogteien in grossstädtische Bezirke umgewandelt, zum grössten Theil von Städtern bewohnt mit städtischen Ansprüchen, welchen der damalige Verwaltungsapparat wenigstens in Bezug auf eine zeitgemässe öffentliche Sanitätspflege, nicht Genüge leisten konnte. Die wirkliche Beseitigung mancher zu Tage getretenen Uebelstände musste einer späteren Zeit, der wirksamere Mittel zur Verfügung standen, überlassen bleiben.

In welchen Verhältnissen sich die Bevölkerungszahl des Landphysicats von 1851 bis 1871 verändert hat und ihr entsprechend sich die Amtsthätigkeit des Landphysicus vermehren musste wird sich am deutlichsten aus nachstehender Mittheilung unseres statistischen Bureaus ersehen lassen.

Es betrug die Einwohnerzahl des Landphysicats:

	1851	**1861**	**1871**	
St. Georg . . .	17,018	22,368	—	1868 zur Stadt
St. Pauli . . .	17,606	21,134	40,984	gezogen.
Geestgebiet .	19,528	26,738	56,073	
Marschgebiet.	16,183	17,849	22,981	
Amt Bergedorf	—	—	13,101	seit 1868 zum Land-
	70,335	88,089	133,139	physicat gehörig.

J. F. Richter, Hamburg.

FSC
www.fsc.org
MIX
Papier | Fördert gute Waldnutzung
FSC® C083411

Zeitfracht Medien GmbH
Ferdinand-Jühlke-Straße 7
99095 Erfurt, Deutschland
produktsicherheit@kolibri360.de